他们在网络上为他人纾困解惑，解答各种心理问题

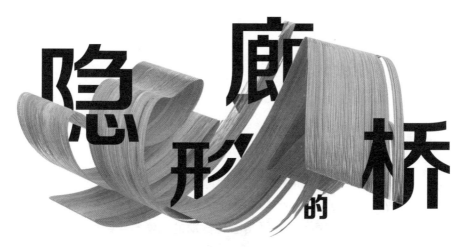

隐形的桥

网络心理援助的探索与实践

王 邈　李本修　主编

陕西新华出版传媒集团

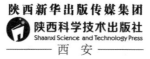

陕西科学技术出版社

Shaanxi Science and Technology Press

———— 西 安 ————

图书在版编目（CIP）数据

隐形的廊桥：网络心理援助的探索与实践 / 王邈，李本修主编 . —西安：陕西科学技术出版社，2021.9
ISBN 978-7-5369-8153-9

Ⅰ.①隐… Ⅱ.①王… ②李… Ⅲ.①心理咨询—咨询服务—网络服务—研究 Ⅳ.① R395.6

中国版本图书馆 CIP 数据核字 (2021) 第 132278 号

YINXING DE LANGQIAO
WANGLUO XINLI YUANZHU DE TANSUO YU SHIJIAN
隐形的廊桥——网络心理援助的探索与实践
王 邈 李本修 主编

责任编辑 刘亚梅 高 曼
封面设计 马 佳

出 版 者 陕西新华出版传媒集团 陕西科学技术出版社
西安市曲江新区登高路 1388 号陕西新华出版传媒产业大厦 B 座
电话（029）81205187 传真（029）81205155 邮编 710061
http://www.snstp.com
发 行 者 陕西新华出版传媒集团 陕西科学技术出版社
电话（029）81205180 81206809
印 刷 凯德印刷 (天津) 有限公司
开 本 710mm×1000mm 16 开
印 张 12.75
字 数 200 千字
版 次 2021 年 9 月第 1 版
2021 年 9 月第 1 次印刷
书 号 ISBN 978-7-5369-8153-9
定 价 49.80 元

编委会

主　编

王　邈　李本修

副主编

崔秋洁　丁敏娜　王书文

编　委

蒋强华　梁明芹　李　瑛
杨　艳　张耘菲

谨以此书献给在新冠肺炎疫情中默默奉献的志愿者们！

序言一 向心理志愿者致敬

　　我向大家推荐《隐形的廊桥——网络心理援助的探索与实践》，因为作为一名咨询师，王邈、李本修对2020年暴发的新冠肺炎疫情有着强烈的责任感，在除夕之夜发出邀请，开展网络心理援助，并从200多人中挑选了101名优秀的心理志愿者，他们发挥自己的专业特长，为疫区群众提供力所能及的心理援助服务。这份精神，令我十分感动！

　　可贵的是，王邈、李本修还对这些志愿者进行了很好的管理，设立了管理组、培训组、宣传组、督导组、危机干预组、保障组等组织，有效地确保了志愿者团队的正常运转。在长达4个月的心理援助工作中，他们为近百位求助者提供了总时长6 800多分钟的网络心理援助服务。这份情怀，也令我十分感动！

　　他们的事迹被华中科技大学战疫情数字博物馆收录，也多次被澎湃新闻、南方都市报、黑龙江新闻广播等多家媒体采访报道。更重要的是，王邈、李本修还组织志愿者共同撰写了这本书，为今后突发重大公共卫生事件时提供网络心理援助提供了很好的经验总结。这份心思，令我十分钦佩！

　　总之，我十分点赞王邈、李本修及其团队共同撰写的《隐形的廊桥——网络心理援助的探索与实践》一书，也呼吁广大读者学习他们在抗灾心理救援中所表现出的大爱精神！

　　是为序。

香港城市大学教授　岳晓东

2020年9月18日于北京

序言二　大爱无疆　援助有道

在突发重大公共卫生事件及后疫情时代背景下，探索网络心理援助组织实施的特点、方法和规律，研究适用于网络心理援助的技术、疗法和理论，对于拓展心理服务的途径，提高心理援助的效率，增强民众应对突发事件的能力，充分挖掘和发挥公益组织进行网络心理援助的社会功能，均具有重要的借鉴意义，对推动和完善我国网络心理服务体系和制度具有一定的参考价值，《隐形的廊桥——网络心理援助的探索与实践》就是这样一本书。

本书所提到的理论、技术与方法是王邈和李本修从针对新冠肺炎疫情的网络心理援助行动中梳理和总结出来的，无论是对心理志愿者今后参加网络心理援助活动，还是对心理咨询师从事网络心理服务工作，都具有一定的指导意义和学习价值。应李本修的邀请，我非常高兴为他和王邈共同编著的《隐形的廊桥——网络心理援助的探索与实践》一书作序，同时我也很高兴地向大家推荐这本书。

作为一名咨询师，王邈和李本修对2020年暴发的新冠肺炎疫情有着强烈的责任感。他们在除夕之夜发出邀请并开始行动起来，开展网络心理援助，从200多名志愿者中挑选了101名优秀的专业人士，发挥自己的专业技术和特长，为疫区群众提供力所能及的心理援助和心理疏导服务。这份精神和情怀，令人十分感动。

本书的写作虽然缘起新冠肺炎疫情，但不限于新冠肺炎疫情。可以说，新冠肺炎疫情只是一个触发点，它为网络心理援助的探索与实践提供了一个可操作的、比较专业规范的参考教材。

可贵的是，王邈和李本修还对这些志愿者进行了很好的管理，设立了管理组、培训组、宣传组、督导组、危机干预组、保障组等，有效地确保了志愿者团队的正常运转。

在长达 4 个月的心理援助工作中，他们为近百位求助者提供了总时长 6 800 多分钟的网络心理援助服务。这份敬业和奉献精神，也令人十分感动。

他们的事迹被华中科技大学战疫情数字博物馆收录，也多次被澎湃新闻、南方都市报、黑龙江新闻广播等多家媒体采访报道。更重要的是，王邈和李本修还组织团队成员共同撰写了这本书，为今后突发重大公共卫生事件时提供网络心理援助提供了很好的经验总结。这份心思和善举，也令人十分钦佩。

作者将心理援助工作中求助者常见的焦虑、抑郁、恐惧、强迫、疑病、愤怒、失眠、进食障碍、适应障碍、急性应激障碍、创伤后应激障碍等 11 种心理症状与障碍做了必要的介绍，提出了倾听、共情、放松训练、穴位叩击、安全岛、冥想、眼动脱敏疗法、积极想象疗法、合理情绪疗法、系统脱敏疗法、音乐疗法、绘画疗法等 12 种网络心理援助中常用的技术与疗法，这与我提出的"综合积极情绪疗法"理念非常符合。

我从事多年社区心理咨询和社区心理援助师的培训工作，我认为作者在网络心理援助的组织与实施、操作与实践、个案与团辅上都有符合社会需求的创新，该书值得广大社会工作者、心理咨询师、社区心理援助师、心理服务志愿者学习和借鉴。

我十分欣赏王邈和李本修及其团队成员共同撰写的《隐形的廊桥——网络心

理援助的探索与实践》一书，也希望更多的心理工作者和志愿者学习他们在抗疫心理援助中所表现出的大爱精神。在这层意义上，我们会在网络这边等着你，期待着大家和我们一起共同为促进社会和谐作出贡献。

临床心理学博士　刘义林

2020 年 10 月 23 日

前言　时刻准备着

　　当我要动笔写这篇前言的时候，时间已经到了 2020 年 5 月 28 日。这是一个什么样的日子呢？国内疫情已经基本稳定，现有确诊病例 116 例，疑似病例 5 例。今日，全国境外输入病例 2 例，本土新增病例 0 例；境外疫情则不容乐观，现有确诊病例 293.3 万例，其中美国有 115.4 万例，英国有 22.9 万例，俄罗斯有 22.5 万例；全国"两会"刚刚闭幕，举国上下正在加快复工、复产、复市、复学步伐，过去一派繁荣的景象正在全面重现……

　　可是，4 个月前，情况完全不同。就在鼠年春节的前 2 天，突然暴发了来源不明、传播力极强的新型冠状病毒肺炎（以下简称"新冠"）疫情。党中央果断决策，疫情暴发地全城封禁，全国人民居家隔离，一时间，疫情牵动各方心弦。习近平总书记亲自部署，亲自指挥，解放军除夕夜快速集结驰援，白衣天使从四面八方汇聚江城，各种社会公益组织的救援力量先后出动，有序地支持抗疫行动。作为一名心理咨询师，我们不能无动于衷，那么，我们该做点什么呢？

　　就在封城的第二天，我突然意识到，突然暴发的新冠肺炎疫情必然会给部分民众带来心理上的巨大冲击，引发认识困惑、造成恐慌情绪、增加心理压力、导致行为障碍，在这种情况下，心理援助对稳定民众情绪、缓解心理压力、确保人民安心、维持社会稳定能起到一定的作用。但是，鉴于新冠病毒的传染性，传统的心理援助无法立即落地，难以快速施展，于是我就想到了网络心理援助，即通过网络平台，为疫区的民众提供心理教育、心理疏导、心理咨询等多种形式的心理援助服务。想到这里，心头不免有些激动，于是就在心理咨询师技术交流群和微信朋友圈里发布了一条心理志愿者招募信息，并附上网络心理援助志愿者群的二维码。让我没有想到的是，1小时后，就有 30 多人愿意加入；3 小时后，就有 100 多人愿意加入，着实让我意外。

那一天，当 100 余名心理咨询师汇聚在伟大的互联网海洋，用心理技术从全国各地开始不分昼夜地架设通往疫情地的空中廊桥时，我永远不会忘记，那是 2020 年的除夕夜！

第二天，愿意加入的人越来越多，到晚上 9 点钟，已经有 200 多人加入了志愿者群。为了保证心理援助的质量，我对志愿者设定了严格的选拔条件：一是必须持有国家人力资源和社会保障部（原劳动和社会保障部）颁发的心理咨询师执业资格证书；二是曾经系统接受过心理咨询技能课程训练，并有 3 年以上的心理咨询实战经验，个案小时数超过 500 小时。然后又增设了 2 个优先入选条件：一是参加过"非典""汶川地震""舟曲泥石流""玉树地震"灾害心理援助活动的志愿者；二是参加过各地各种类别紧急心理援助活动或有过心理危机干预经验者。经过层层筛选，最后从 238 人中挑选了 101 名优秀的心理志愿者，他们来自全国各个城市的各个行业，虽然大家从未谋面，但大家时刻准备着，期望通过网络平台，发挥自己的技术特长，为疫区群众提供力所能及的心理援助服务，为心理抗疫贡献自己的绵薄之力。

在选拔志愿者的同时，我们还健全了组织，设立了管理组、培训组、宣传组、督导组、危机干预组、保障组，从而有效地确保了志愿者团队的正常运转。经过近 4 个月的持续奋战，我们的心理志愿者先后帮助了近百位求助者，心理疏导和心理咨询的总时长达 6 800 分钟左右。由于我们的心理志愿者团队行动早、作风实、服务好，团队成员的名单及相关事迹被华中科技大学战疫情数字博物馆收录，团队中有 10 多人的事迹先后被澎湃新闻、南方都市报、黑龙江新闻广播等多家媒体采访报道。

基于此，为了更好地总结和梳理我们在此次心理抗疫行动中网络心理援助的宝贵经验，为了更好地健全和完善网络心理服务的制度体系，我组织部分团队成员一起讨论提纲、收集资料、整理素材，相互协作，密切配合，共同撰写了这本书，希望本书能对今后网络心理援助服务的发展与普及提供借鉴和参考，也希望网络心理援助服务能让更多的人足不出户就能享受到专业的心理援助服务。

在本书的写作过程中，历经了许多困难和矛盾，同时也得到了许多朋友的支持与厚爱。在这里，我要感谢香港城市大学教授岳晓东先生、知名心理学家刘义林先生在百忙之中抽出时间为本书撰写序言，使本书增添了别样的光彩；感谢参加本书资料收集、素材提供、初稿撰写和文稿校对的李本修、崔秋洁、丁敏娜、梁明芹、张耘菲、辛秀玲、王书文、张艳艳、周霞、王鲜果、潘恒君等，以及以陈尚谦、高冰琪、景丽、史丽娟、蒋强华、韩亲亲等为代表的 101 名心理志愿者团队成员，没有大家的辛苦付出和生动实践，就没有本书的顺利出版；更要感谢愿意将自己的案例分享给大家的 7 位求助者，没有他们的无私奉献，本书的体系和结构就不会完整；特别感谢在网络心理援助开展过程中把志愿者信息链接传递到民众手中的无名志愿者，没有他们的默默付出，就不可能有网络心理援助活动的成功组织！

本书所提到的理论实践是在突发重大公共卫生事件背景下，对网络心理援助行动的第一次大规模尝试，是对网络心理援助的理论探索与经验总结，它仅仅是网络心理援助行动的一个起点，后续还需要更多的心理专家及志愿者继续努力，不断实践，勇于探索，努力开创网络心理援助的新局面！

由于水平有限，加之时间仓促，本书在写作过程中难免出现难以预料的不足和纰漏，希望广大读者理解并予以批评指正。

最后，祝大家阅读快乐，收获满满！

王　邈

2020 年 5 月 28 日于咸阳

目录

第一章　给心理援助插上网络的"翅膀"
——网络心理援助缘起重大疫情

　　2020 年春节前夕，新冠肺炎疫情暴发，社会各界援助力量八方援手，帮助疫情暴发地人民共同抗击疫情。在众多援助力量中，有一支特殊的队伍不容忽视，他们就是网络心理援助志愿者团队。这支援助力量的组成人员来自全国各地，出自各种心理机构和社会组织，他们并没有像其他的援助力量一样，出现在抗击疫情的第一现场，而是在自己的家中敲击键盘、回复微信，接通热线、谈话交流，却在第一时间为受疫情影响的群众提供了莫大的心理支持，起到了安抚消极情绪、缓解心理压力、稳定民心、提振士气的作用，他们是抗疫前线的"网络心理尖兵"。

1. 重大疫情催生网络心理援助

　　说到"网络""心理""援助"这三个词，我相信大多数人并不陌生，但是，由这三个词语组合起来的概念——网络心理援助，我想大多数人在以前没有听说过。直到新冠肺炎疫情暴发之后，网络心理援助才正式登台亮相，进入人们的视野。

　　什么是网络心理援助呢？为了把这个概念解释清楚，还要先从援助、心理援助这两个基本概念说起，然后依次分级解释。

　　所谓援助，简单地说，就是以物质或精神的方式来帮助他人走出困境。

以此类推，心理援助，就是用心理学的方法、原理和技巧来帮助他人克服心理困境，摆脱心理危机。

谁是"他人"？

这里的"他人"重点指留守儿童、孤寡老人、残障人士等弱势群体，也包括因自然灾难或事故而陷入心理困境或危机中的个人及群体，他们都包含在"他人"之中，是心理援助的主要对象。

那么，谁又是实施心理援助的主体呢？

当然是心理学专业人士，即职业心理医生、心理咨询师以及其他的相关心理学工作者。

基于此，网络心理援助就比较容易理解了，它指的是实施心理援助的主体（心理志愿者）通过微信、QQ、网络电话、电子邮件等网络通信的方式对援助对象（求助者）提供心理服务，以帮助其克服心理困境，摆脱心理危机的过程。

按照我们传统的认识，心理援助应该是心理志愿者对求助者面对面现场提供心理帮助，但是，2020年春节期间，突然暴发的新冠肺炎疫情，使得心理援助的模式彻底、快速而又真切地发生了改变。由于此次我们所遇到的新型冠状病毒具有非常强的传染性和危害性，心理志愿者无法面对面地实施心理援助，尤其是封城以后，全国各地的飞机、高铁、汽车基本停运，交通中断，而需要心理帮助的一线医护人员、普通群众、相关工作人员在短时间内呈几何数倍增，在这种危急的情况下，为了抚慰人心、稳定情绪、减轻压力，网络心理援助便应运而生。

当然，网络心理援助的产生还有一个默认的前提，那就是网络通信要足够发达，而这一点，我们国家早已实现了。截至2019年，我国微信用户约12亿，QQ用户约8.3亿，除此之外，其他的网络社交软件和平台也拥有庞大的用户群体，并且基本可以实现即时通信，这就构成了网络心理援助的重要前提条件。此前，即使网络通信还不够发达的时候，我国先后经历了1998年长江流域的洪涝灾害、1999年台湾南投县集集镇大地震、2003年"非典"、2004年禽流感、2008年冰冻雨雪灾害和汶川大地震、2009年甲型H1N1流感、2010年青海玉树地震和舟曲泥石流等一系列的灾害事件，当时网络心理援助的条件还不够成熟，因为不仅通信技术发展相对滞后，心理学专业人才也是相对缺乏的。

然而，2010 年以后，随着通信技术的快速发展，4G、5G 通信技术快速发展，手机用户持续增加，截至 2019 年，我国手机用户总数已经达到 16 亿，手机网民已达 8.3 亿。与此同时，心理学在我国快速发展，尤其是在进入 21 世纪之后，心理咨询师职业培训在全国各地广泛开展，在短短的近 18 年时间里，我国有100 多万人获得心理咨询师职业资格，尽管其中有一部分人并未真正从事心理咨询工作，但是经过系统的学习和培训之后，他们已经基本具备了心理咨询师的基本知识储备和职业素养，除此之外，全国还有 6 万多名专业的精神科医生以及大批的心理学专业教师。这些人群构成了心理援助力量的主力军，为网络心理援助的产生与发展奠定了坚实的现实基础。

　　更值得关注的是，近年来，全国各地陆续成立了专业的心理援助协会、危机干预协会，各省市的心理学会、心理咨询师协会、心理健康教育研究会也先后成立心理援助专业委员会和心理危机干预委员会，专门面向社会特殊人群和弱势群体，长年从事心理援助服务。除此之外，还有针对突发情况临时自发成立的心理援助联盟及心理援助志愿者团队，这也是我国心理援助力量的重要组成部分。

　　需要强调的是，绝大多数的心理援助团队均以地面援助行动为主，大规模地借助互联网来实施心理援助的做法，也是从 2020 年武汉暴发新冠肺炎疫情之后才正式开始的，相关问题非常值得继续研究，需要不断地完善和提高。

2."互联网＋心理援助"＝网络心理援助吗？

　　先来解释一下什么叫"互联网＋"。简单地说，"互联网＋"就是"互联网＋传统产业"，它代表着一种新的经济形态，其本意是指依托互联网信息技术实现互联网与传统产业的联合，以优化生产要素、更新业务体系、重构商业模式等途径来完成经济转型和升级，目的在于充分发挥互联网优势，将互联网与传统产业深入融合，以产业升级提升经济生产力，最后实现社会财富的增加。

　　近年来，互联网在我国的应用与发展已经进入一个空前发达的状态，"互联网＋"在各个行业、各个领域普遍存在。除了在经济领域大显身手之外，"互联网＋"的触角还延伸到了思想政治领域，如"互联网＋党建""互联网＋思想政治工作""互联网＋法律援助""互联网＋心理疏导"等已落地生根发芽，毫不夸张地说，互联网与这些领域的融合早已算不上什么新鲜事了，但是，"互联网＋心理援助"的正式尝试一直没有开启。笔者于 2020 年 2 月 2 日在百度中搜索"互联网＋心理援助"时并没有找到相关网页。由此可见，"互联网＋心理援助"的探索可能尚未开始，或者说互联网与心理援助还没有有效融合。

然而，2020 年春节，武汉这场突如其来的新冠肺炎疫情使得心理援助不得不插上互联网的翅膀，否则，就难以真正发挥出其应有的效能。在"互联网＋心理援助"的探索与实践中，笔者发现，很多心理志愿者及组织或多或少地陷入传统心理援助的误区当中，认为把地面的心理援助做法搬到网络上，或者通过互联网来实施心理援助就是"互联网＋心理援助"。其实不然，笔者认为，心理援助有心理援助的特点和规律，互联网有互联网的作用与功能，简单地把心理援助搬到互联网上，会导致很多地面的心理咨询技术无法有效地使用，算不上真正的网络心理援助，也达不到心理咨询的效果。

那么，究竟什么才是真正意义上的网络心理援助呢？

笔者认为，网络心理援助可以简单地理解为"互联网＋心理援助"，就是依托互联网信息技术实现互联网与心理援助的联合，以优化心理援助体系、改进心理援助技术、重构心理援助模式等途径来实现心理援助的转型和升级。目的在于充分发挥互联网的便捷优势和心理援助的社会功能，将互联网与心理援助深度融合，改变心理援助形态以促进心理援助功能的发挥，最终实现服务国家、服务社会、服务大众。

从我们的实践来看，网络心理援助通常具备以下几个基本特征：

（1）援助行动有针对性。网络心理援助不是日常地面的援助，而是专门在某一件特定的事件背景下（多指突发重大公共卫生事件），针对某一个特定的群体（主要是一线医护人员和疫区群众）而采取的一种特殊心理援助行动。这个事件一定是紧急却不适合地面心理援助，或者说，需要网络和地面的心理援助同时配合，如 2003 年广东发生的"非典"疫情、2009 年在全国多地流行的甲型 H1N1 流感疫情、2020 年武汉暴发的新冠肺炎疫情，就特别适合网络心理援助。

（2）援助技术有选择性。传统的心理援助在心理技术的选择上有很宽泛的选择性，各种流派的技术和方法均可能适用。但是，网络心理援助对心理咨询与干预的技术有比较特殊的要求，甚至很多流派的技术因受到网络环境的限制而不能使用，或者很难发挥应有的作用，需要与时俱进地改进才能更好地适应网络环境，从而达到理想的心理援助效果。例如，沙盘游戏治疗、催眠治疗技术不容易远程控制，在网络心理援助中应该慎用；音乐治疗技术、绘画治疗技术、系统脱敏技术等在网络心理援助时要对操作方法和流程进行一定的改进才能更好地发挥作用。

（3）援助体系要扁平化。网络心理援助的援助体系一定要扁平化，即每名求助者可以根据自己的需要自由选择适合自己的志愿者，并且可以实现多名求助者与相对应的多名志愿者同时在线，互不影响，互不干扰，从而最大限度地发挥心理志愿者团队的作用和效能。这样，无论求助者身处何地，也无论志愿者身处何地，只要他们能在心理援助网络平台上联系，就可以自由约定援助的时间，这是网络心理援助区别于以往的地面心理援助主要特征之一。

（4）援助机制要科学化。组织地面心理援助，当面协调工作相对来说要容易一些，网络援助时大家分散在网络上，每个人的状态各不相同，要把大家有效地组织起来有序地运转，就需要建立健全科学的援助机制。一般来说，要保障援助工作高效、科学、顺利地开展，就需要在网络心理援助团队中设立组织管理组、技术培训组、外宣联络组、专家督导组、危机干预组及后勤保障组等，以确保组织管理有效、岗前培训及时、对外联络宣传广泛、督导机制科学、危机干预有力、转介条件明确、档案管理有序。

（5）援助需求要具体化。在网络心理援助中，哪些群体是心理援助的对象？他们对心理援助的需要程度如何？具体需求点是什么？这些都是需要组织者通过网络进行调查和访谈之后才能确定的，而不是根据个人的主观想象和猜测来决定的。为了能够使心理援助精准、高效，志愿者需要不断地关注援助对象的问题特征、心理需要、心理状态及其发展变化规律，并快速评估援助对象的整体心理状态，随时制定切实、具体、有效的援助措施，确保每一次的网络心理援助行动达到预期的效果。

3. 网络心理援助的"硬币两面"

网络心理援助是非常时期和特殊条件下的必然产物，具有很强的时效性和针对性，其优势和不足都很突出。概括说来，网络心理援助的优势主要表现在以下6个方面：

（1）让心理援助服务更及时。在2020年新型冠状病毒肆虐全国的时候，虽然武汉全面封城，群众居家隔离，但是人们对于新冠病毒的认识还不够深入，在这种情况下，地面的心理援助很难在第一时间得以实施，若要让心理援助及时跟上，必须借助互联网，网络心理援助也就是在这样的背景下应运而生的。那些平时从事网络心理服务的专业平台、机构和心理咨询师就成为向武汉乃至全国提供心理援助的核心力量，其他各省市心理学会、心理咨询师协会、心理援助协会、心理健康教育研究会、高校心理咨询中心等相关组织也相继加入，开展了形式灵活多样的网络心理援助，确保在这场举国抗疫的行动中，心理援助及时、高效、不缺席，这对抚慰民心、稳定社会、服务大局起到了一定的积极作用。

（2）节约了大量的援助成本。地面的心理援助往往要求心理志愿者和求助者要有大量的时间和精力，否则，很难将心理援助坚持到最后。如果采取网络心理援助的方式，既可以省去许多路途上的时间，只节约了前期沟通协调的时间，因为，有需要的求助者可以主动从众多志愿者中直接选择适合自己的心理咨询师来寻求帮助。这样一来，就能为志愿者节约大量的援助成本，有效地提高援助效率。

（3）援助活动容易达成。在绝大多数情况下，网络心理援助会采取扁平化的沟通方式，即公布所有心理志愿者的联系方式，包括个人微信号、QQ号或电话号码，然后以链接的方式发布到自己的朋友圈、微博以及特定人群的QQ群和微信群，有需要的求助者会根据自己的需要，从中选择适合的志愿者开始前期沟通，约定时间，开展一对一的心理援助。心理援助方式也非常灵活，既可以选择即时视频通信，又可以选择语音的形式，还可以选择文字或邮件的形式。当然，有一些机构或组织也会选择公布热线电话，由值班人员初步接待后，为其选择一名匹配度最高的心理咨询师，然后将志愿者的联系方式告知求助者，求助者可以在合适的时候联系志愿者寻求帮助。

（4）援助服务的保密性好。面对面的心理援助活动由于要经过多人协调才能最终达成，所以保密性相对较差，而采用网络心理援助的方式，求助者可以根据自己的需要与志愿者一对一地沟通联系，其保密性能够得到最大的保障，这样既可以让求助者更好地敞开心扉，将自己的问题讲出来，也不用担心个人隐私被无关人员知道，从形式上有效地保证了援助活动的效果。

（5）网络心理援助容易组织管理。组织一次大型的地面心理援助活动，往往需要非常复杂的组织协调工作。但是，采用网络心理援助服务的方式，组织管理就会变得相对容易一些。只要在平时储备了一定数量的具有网络心理援助能力的专业人员，并对其进行系统的岗前培训，那么，一旦国家、地区或个人有心理援助的需要，就可以立即动员，及时出动，甚至可以一边学习培训，一边实施援助，组织管理工作就会变得相对容易，援助服务的效率也会进一步提高。

（6）网络心理援助受众面广。与传统地面的心理援助相比，网络心理援助可以同时面向多个地区、多类人群和多种问题，可以是多名心理志愿者同时对多名求助者在网络上展开援助活动，受益人群会大大拓展，援助效率也会大大提高。尤其是在类似于新冠肺炎疫情这样的重大突发公共卫生事件中，需要心理援助的人数比较多，这种扁平化的网络心理援助，具有其他援助形式无法替代的独特优势。

以上是网络心理援助的6个主要优点，但是，就如同硬币具有两面性一样，网络心理援助也有劣势或不足，主要表现在以下3个方面：

（1）心理援助效果受到一定影响。在我们传统的认知当中，面对面的心理咨询最能给求助者带来真实感。由于受到网络环境的影响，即使全程采用视频的交流方式，双方都会损失部分信息，这就使得心理援助的效果在一定程度上减弱，尤其是那些对网络沟通比较陌生的心理咨询师和求助者来说，援助效果更会大打折扣。

（2）部分心理技术的应用受到限制。网络心理援助在实施过程中，有一些心理咨询技术用起来就不太方便，如催眠技术、沙盘游戏技术、绘画技术等，其效果也必然会受到限制和影响。尤其是对于个别可能会存在自残、自杀风险的求助者来说，许多危机干预的技术在网络上面临着无法实施的困境。

（3）心理援助的监督相对困难。由于网络心理援助扁平化的特点，援助服务常常是多人同时在线进行，这给组织者监督心理援助过程带来了许多挑战。

4.网络心理援助的"6+1"模式

网络心理援助的形式是多种多样的，主要包括网络心理教育、网络心理疏导、网络心理咨询、网络心理危机干预、网络团体心理辅导以及网络心理督导。

（1）网络心理教育。网络心理教育履行的是网络心理援助的教育和宣传功能，属于网络心理援助的初级形式。它主要是由心理援助的主体通过网络平台宣传普及与心理援助相关的心理学概念、原理、方法、技巧等基本知识，让更多的援助对象了解心理问题的产生原因、表现形式和基本特征，让大家熟悉常用的自我评估手段、方法、途径和程序，并提供一些实用的自我情绪调节技巧和压力管理方法，供大家学习。网络心理教育可以通过文字、图片、语音、视频等多种形式，充分利用网络快捷与便利的传播方式，将心理援助的相关内容传递给援助对象。通过网络心理教育，不仅可以提高援助对象对网络心理援助工作的知晓率，还能够在一定程度上增强援助对象的认识水平和心理应对能力。

（2）网络心理疏导。网络心理疏导履行的是网络心理援助的抚慰和支持功能，属于网络心理援助的基本形式。网络心理疏导主要针对在认知上存在一定疑惑、在情绪上存在一些波动、在行为上存在轻微障碍，依靠个人或在家人、朋友、亲戚的帮助下仍然无法有效缓解的人群，由心理志愿者通过文字、邮件、语音或视频，依照网络心理疏导的相关原理和规则有针对性地进行援助。通过网络心理疏导帮助心理问题相对较轻且求助愿望比较强烈的求助者，做到早觉察、早求助、早康复，可以将问题消灭在初期状态，防止简单的心理问题发展成为严重的心理疾病。

（3）网络心理咨询。网络心理咨询履行的是网络心理援助的咨询和疗愈功能，属于网络心理援助的主要形式。它主要是针对持续时间相对较长、情绪反应强烈、行为障碍严重、人际关系问题突出、社会功能严重受损、不能坚持正常工作生活、对他人及社会造成一定负面影响或通过多次心理疏导仍然无好转的人群，运用网络心理咨询的相关技术、原理和规则开展心理咨询援助。据调查，由于网络心理咨询的形式灵活、功能多样、作用显著、获取方便，求助者足不出户，通过手机、电脑、iPad 等电子终端就可以轻易地享受免费服务，网络心理咨询已经成为心理援助模式中一种使用频率高、受益人数多、接受度高的援助形式。

（4）网络心理危机干预。网络心理危机干预履行的是网络心理援助的干预和急救功能，属于网络心理援助的高级形式，主要针对有自残、自伤、自杀倾向和危害他人或社会行为的个人及群体，通过网络语音、视频或电话等途径，综合运用心理咨询、危机干预的技术和策略，帮助求助者从危机状态回归到安全状态。毫不夸张地说，网络心理危机干预是网络心理援助诸多形式中最具挑战性、最有风险性的一种，因此，实施网络心理危机干预的志愿者应该由那些心理咨询实战经验丰富、人际沟通能力强、擅长处理危机的心理志愿者来担任。鉴于网络心理援助的特殊性，在开展网络心理危机干预的时候，干预人员不必拘泥于网络的这种形式，必要时可动员地面力量参与，采取网地结合、警民结合等方式，其目的只有一个，那就是帮助处在危机中的求助者解除危机，化险为夷。

（5）网络团体心理辅导。网络团体心理辅导履行的是网络心理援助的集体辅导和团体咨询功能，属于网络心理援助的团体形式。它是指将有相似或相同问题的人集合起来，或者针对某一个特殊的团体、群体或组织，通过网络来实施团体心理辅导的援助形式。一般来说，网络团体心理辅导中团体的人数可多可少，少则 5～7 人，多则可达 300～500 人，一般以 20 人左右为宜，以微信、QQ 或网络教育平台为载体，所针对的问题通常为不严重、不紧急、不危险，却存在相似性和共同性，为了防止心理问题在群体内发作，引发群体恐慌或导致群体性癔症，可以通过团体网络心理辅导来快速减轻压力、消除恐慌、增强团体凝聚力和士气，预防消极情绪在群体里扩散，从而保持群体心理稳定和心态平和。

（6）网络心理督导。网络心理督导履行的是网络心理援助的监督和指导功能，是网络心理援助中的特殊形式，主要是指对所有的心理志愿者进行技术指导和伦理检查，目的是为了防止志愿者在心理援助过程中技术使用有误、存在不当的言行、违反心理援助的相关规定和违背伦理道德等相关问题。网络心理督导团队通常由团队中的资深心理专家组成，人数可设定为心理志愿者总人数的10%左右。一般情况下，网络心理督导师既要直接帮助求助者，又要督导心理志愿者，其任务是保障心理援助团队的技术工作能够正常顺利地运行，同时保证把心理志愿者受到的负面影响降到最小，让每一位心理志愿者能在援助中不断进步且充满正能量。当然，督导团队的成员也可以在督导团队成员之间开展朋辈督导、案例研讨、集体督导等形式，以消除援助活动对心理督导团队成员造成的负面影响。

除了网络心理援助的这6种基本形式之外，还有1种介于地面和网络心理援助之间的援助形式值得一提，这种心理援助形式就是心理热线。心理热线在国内已经存在很长时间且有了一定的规模，在新冠肺炎疫情暴发之后，全国各地，从上到下，普遍启动了心理热线援助，起到了非常重要的作用。一般来讲，设定心理援助热线，通常需要向援助对象公布一个热线或多个热线电话，设定自动转接模式或指派专人值班，热线电话接进来之后，值班人员可直接接听电话并开展心理援助活动，如果自己不能或不方便接待，可转介给其他的心理志愿者，对年龄较大的求助者来说，打热线电话是一种比较熟悉的求助方式，相对来说比较方便快捷，也容易被接受。心理热线还有一个优点，就是心理志愿者的隐私能较好地得到保护，求助者只知道一个公开的热线，而不容易知道心理志愿者的个人电话。当然，事情都有两面性。当心理志愿者保密的程度过高时，会让求助者觉得心理志愿者不够真诚，因此不容易产生信任感，不利于关系的快速建立，同时，也不方便求助者多次找同一名心理志愿者求助。

总之，一次成功的网络心理援助行动应该兼顾网络心理援助的6种常见形式和心理热线援助形式，其目的只有一个，就是让更多的求助者能够高效便捷地获得多种形式的心理援助。在2020年武汉暴发新冠肺炎疫情后的第一时间，我们立即组织了一支100多人的心理援助志愿者团队，率先采取了"6+1"的模式，针对武汉及其周边地区的社区群众、医护人员等开展网络心理援助工作，收到了非常好的效果，为探索网络心理援助工作打下了坚实的实践基础。

5. 网络心理援助是未来趋势

当前，新冠肺炎疫情肆虐全球，而网络心理援助的探索刚刚起步，还有许多理论、技术和管理上的问题有待实践进一步检验，并逐步发展完善。不过，比起以前单纯的地面心理援助活动，网络心理援助在此次新冠肺炎疫情暴发之后的心理援助中，已经充分显示出其不可替代的独特作用。

2020 年，在全国范围内大规模的网络心理援助活动虽然还存在着许多不尽如人意之处，但是我相信，随着我国网络通信技术的快速发展，未来的网络心理援助将变得更方便、更快捷、更高效，网络心理援助甚至可以像现场心理援助一样逼真、一样有效。这样的期待和展望绝不是天马行空的随意想象，而是基于我国 VR 虚拟现实、AR 增强现实技术以及语音识别、动作识别、云服务、数据库的支持技术等的现实发展，尤其是头戴式场景显示装置系统的不断进展，这一切必将在未来广泛应用于网络心理咨询与治疗中，也同样会广泛应用于网络心理援助工作中。届时，我们的网络心理援助就如同在现场实施援助一样，因为人人可能会配备一套可穿戴的场景显示装置，就如同现在人人一部手机一样。这样一来，既可以保障心理援助人员的安全，减少后勤保障的负担，节约各种援助成本，也可以达到同样的援助效果。

假设在未来的某一天，某个国家的某个城市突发某种新型病毒引发的疫情，导致成千上万的居民突然被封闭隔离，由于隔离时间比较长，病毒传播速度快、传染性强、致死率高，群众很快陷入焦虑和恐慌之中，急需网络心理援助力量。而此时，一支擅长网络心理援助工作的志愿者团队很快就针对现状设计了一套网络心理援助方案，并在短时间内召集了成百上千名来自世界各地的心理志愿者，在开展网络宣传的同时，快速将志愿者团队成员的联系方式发送至这些居民的手机上。他们在家里，根据需要，可以选择一个适合的时机和一名自己认为满意的心理志愿者，戴上用于咨询的场景显示头盔，就可以呼叫远在千里之外的心理志愿者，心理志愿者也只需要戴上一个同样的用于咨询的场景显示头盔便可以开始工作了，两人的感觉如同面对面咨询一样，声音、画面清晰逼真，仿佛坐在一间高端的心理咨询工作室一般。

上面所讲述的内容是笔者根据当前的网络心理援助发展趋势设想出来的心理援助场景。未来的网络心理援助能否变成这般模样，让我们拭目以待吧！

第二章 心理志愿者必须"循规蹈矩"
——网络心理援助中的伦理与规范

网络心理援助志愿者是心理援助队伍中的特殊群体，之所以说他们特殊，一方面是因为他们的援助方式特殊，在家里、办公室或者咨询室都能开展工作；另一方面则是因为他们在心理援助过程中需要遵守的规则和制度不仅多，而且严，属于戴着"手铐脚镣"做公益的人。这样的要求在常人看起来是有些苛刻，但是，对于心理志愿者来说却是非常必要的。其原因就在于，只有这样做，心理志愿者才能真正把心理援助做好，让求助者享受到优质的心理援助服务；也只有这样做，才能让心理志愿者受到最大限度的保护。

1. 心理志愿者要"持证上岗"

2008 年 5 月 12 日，我国四川省汶川县发生了里氏 8.0 级地震，波及周边 237 个县（市），造成 69 227 人死亡，374 643 人受伤，17 923 人失踪。这是新中国成立以来破坏力最大的一次大地震，也是唐山大地震后伤亡最严重的一次地震。地震灾害刚刚发生后，各种救援力量迅速向汶川及其周边地区集结，这其中也包括心理援助志愿者的身影。

然而，前期进入灾区的心理援助志愿者由于缺乏心理咨询、心理治疗和危机干预的重要技能和实战经验，致使灾民在接受心理援助时多次重复体验重大的心理创伤，使个别灾民产生了严重的轻生念头，在灾区造成了一些不良影响，对后续进入灾区开展实施援助工作的专业心理援助力量造成了很大的阻力和困难。据个别参与救援的志愿者事后讲述，当时，有村民在灾民安置点门口还专门立起了牌子，上面写着"防火防盗防咨询师""心理志愿者不得入内"等标语。据北川县接受心理援助的姜女士回忆时说："当时我接触的心理咨询师的名片可用来打扑克。有的心理咨询师简单地安慰几句，就把问卷塞了过来，让我填写，最后我急了，就胡乱给他们填，'有'的填成'没有'，'没有'的填成'有'，'是'的填成'否'，'否'的填成'是'，气死他们。"由此，我们可以想象心理志愿者当时的表现有多么不如人意，否则，怎么会引起灾民如此强烈的反感呢？

那么，当时的心理志愿者为什么会如此受人排斥呢？他们到底都是些什么人呢？据调查了解，前期参与汶川心理援助的志愿者中，有在读心理学专业的研究生，有正在学习并准备考证的咨询师，有刚刚拿到证书的心理咨询师，有已经拿到证书却一直没有实践经验的心理咨询师，有拿到证书后有过短暂咨询经验的咨询师，还有一些经常做公益的心理咨询师，这样一支水平参差不齐、专业水准较低、实践经验缺乏的志愿者队伍对刚刚遭受过大地震的群众提供心理援助，其效果可想而知。虽然志愿者都是一片好心，但心理援助不同于其他援助，这样的队伍确实让人有些放心不下。不过，这样的现象并没有持续多长时间，后来，国家派出多批心理专家团队进入灾区，才从根本上真正改变了心理志愿者的尴尬处境，为坚持公益心理援助的心理咨询师们挽回了颜面，为心理志愿者顺利地开展后续工作扫清了障碍。

为了加强和规范心理援助工作，2008年7月28日，卫生部向各省、自治区、直辖市卫生厅（局），新疆生产建设兵团卫生局及计划单列市卫生局下发了《卫生部办公厅关于做好心理援助热线建设工作的通知》（以下简称《通知》）。《通知》要求："心理援助热线具有社会公益性，其建设应依托于精神卫生专业机构（精神专科医院、具有精神科的综合医院），以具有临床心理学特长的精神科医师、心理治疗师为骨干力量和技术支撑，同时建立管理机制有效吸纳、整合青年精神科医师、其他心理卫生专业人员参与热线工作。"这对加强心理援助队伍建设发挥了重要的推动作用。这里需要指出的是，现实中，绝大多数的精神卫生专业机构配备有专业的心理咨询师，所以，心理咨询师也属于专业的心理卫生专业人员，甚至是参加心理热线工作的主力军。

2010年10月2日，卫生部又一次下发了《卫生部办公厅关于进一步规范心理援助热线管理工作的通知》（以下简称《通知》）。《通知》明确要求："设立热线的机构要按照《技术方案》要求，选择具备心理卫生专业基础、责任心强、能够胜任热线接听工作的人员作为热线咨询员，开展岗前培训，使其熟悉热线接听流程，掌握接听技巧，并定期接受考核。要建立热线督导制度，聘请资深专业人员作为督导员，对热线咨询员的接听情况进行抽查和指导。"再一次强调了心理援助热线的合法性、专业性和技术性，对接听热线的人员进行了技术规范，明确了岗前培训要求，并建立了督导和监督机制，进一步规范了心理援助热线的运行。

2020年新冠肺炎疫情暴发之后，为了做好防控疫情中的社会心理服务工作，向公众提供优质的心理援助，消除疫情所导致的负面心理影响，预防心理问题引发的极端事件，2020年2月2日，国家卫健委发布的《关于设立应对疫情心理援助热线的通知》要求各省、自治区、直辖市应对新型冠状病毒感染的肺炎疫情联防联控机制（领导小组、指挥部）要在原有心理援助热线的基础上设立应对疫情心理援助热线。同时还要求："各地卫生健康行政部门要指导、协调热线主办机构尽快组建、充实热线工作团队，鼓励有心理咨询和心理危机干预经验的精神卫生、心理学专业人员以及符合条件的社会心理服务志愿者共同参与热线服务。"

有了汶川地震心理援助的前车之鉴和国家相关部门的通知要求，在后来的舟曲泥石流、青海玉树地震、云南楚雄地震等灾难发生后的心理援助行动中，心理援助志愿者组织者特别注重志愿者身份的合法性和能力水平。尤其是在新冠病毒引发的肺炎疫情暴发之后，全国各地的各种精神卫生部门、心理机构、社会组织、网络平台在组织招募心理志愿者的时候，都非常注重招募选拔优秀的心理咨询师、心理治疗师，那些擅长网络心理咨询的咨询师更是受各志愿者团队的欢迎。他们不仅具有国家颁发的心理咨询师职业资格证书，而且其中大多数都有多年的专（兼）职心理咨询经历和危机干预实战经验，既具备国家法定的职业资格，又具有实际的心理援助能力，真正做到了持证上岗，合法援助，从而保证了广大群众能真真切切、踏踏实实地接受心理援助。

2. 价值中立方显"英雄本色"

价值中立是心理咨询师的基本职业要求，这就意味着心理咨询师在咨询过程中必须节制、中立，保持客观、无私的立场，不能以咨询师自身的价值观评判求助者的心理问题，不能在咨询中随意表达自己的不满情绪，不能对求助者的错误予以批评指责，更不能对求助者进行人身攻击或歧视贬低。唯有如此，心理咨询师才有可能站在公正的立场上审视求助者的问题，才有可能真正帮助到求助者。

需要强调的是，在进行网络心理援助时，心理志愿者也同样需要坚持价值中立原则。那么，心理志愿者如何保持价值中立呢？

首先，始终坚持只做"心理"的事情。在心理援助过程中，引发求助者问题的事情往往很多，这些事情可能错综复杂地交织在一起。作为心理志愿者，可以耐心地倾听求助者讲述这些事情，也可以持续关注求助者在讲述过程中的反应，还可以认真地分析这些事情之间的联系，但是，一定要坚持做"心理"的事情，不能抛开"心理"，只谈事情，更不能把精力集中在"心理"以外的事情上，比如说在心理援助中遇到了法律、医学等其他方面的问题，志愿者就不要过度讨论，必要时可建议求助者寻求相关的专业人士来解决。如果心理志愿者经常陷入非专业问题或纷繁复杂的无关生活琐事之中，那么，最终必将会使心理援助效率降低，甚至会把心理援助引入歧途。需要指出的是，这里所说的"'心理'的事情"重点指求助者的认知水平不足、情绪状态不稳定、情感反应失常、意志行为障碍、个性特点缺陷及其他不良的心理反应。坚持只做"心理"的事情，要求心理志愿者始终保持头脑清醒和思维清晰，始终保持高度的自我觉察状态和自我监督意识。

其次，保持自身的情绪相对稳定平和。在面对求助者悲凉的处境、凄惨的遭遇、怪异的行为以及奇特的思维时，心理志愿者的情绪往往会受到影响。适度的情绪反应也是正常的表现，这说明志愿者具备正常人情绪情感的反应特征，另外，适度的情绪反应也是志愿者共情能力的基础和反移情能力的表现，这本身也有利于快速地建立信任关系，对后续心理援助的成功开展具有一定的促进作用。如果心理志愿者没有自我节制，情绪反应过度，就有可能影响援助的效果了。一般来说，心理志愿者过度的情绪反应可能存在3个方面的原因：第一，志愿者自身潜藏着没有处理好的情结，受求助者的情绪感染而被激活，从而变得不可控制了；第二，志愿者本身情绪的自我控制能力比较薄弱，遇到求助者情绪反应强烈时，就会受到影响而无法自控；第三，志愿者个人缺乏专业训练，经验不够丰富，功力不够深厚，技术不够过关，过度的情绪反应只是专业水平低的表现而已。总之，保持自身情绪相对稳定平和非常重要，这既是对心理志愿者援助工作的素质要求，也是心理志愿者个人专业水平的具体表现。

最后，心理志愿者不应怀有私心杂念。网络心理援助乃是一场服务社会、利国利民的公益行动，志愿者应该是充满爱心、饱含热情、毫不利己、专门助人，这才是心理援助的初衷。如果在援助行动中，志愿者一面在大张旗鼓地做公益，一面却在为谋利益、博眼球、引关注、攒粉丝而蠢蠢欲动，那就违背了心理援助的初衷。这里所说的"私心杂念"有4种具体表现：第一，为了完成上级安排的心理援助任务，有些单位要求本单位的心理咨询师要主动报名参加志愿者活动，于是，一些以完成任务为目的的心理咨询师就被动地走进了志愿队伍中；第二，有些心理志愿者为了完成科研任务，为了能在第一现场、第一时间获取数据资料，发表论文，完成单位的科研任务，而主动加入志愿者队伍当中，他们通常无心从事援助，只惦记着自己的科研任务；第三，还有些心理志愿者拿到心理咨询师证书的时间很久了，但是一直缺乏实践锻炼，专业水平还比较低，于是就产生了利用心理援助的机会来练手的想法；第四，有些心理志愿者之前就一直在从事心理咨询工作，在心理援助的过程中，他们想将求助者转化为自己未来的收费咨询对象。在网络心理援助中，以上所讲的4种现象都要坚决杜绝和全力禁止，否则，心理援助的效果和意义就会毁在这些"私心杂念"上。

面对同胞受灾受难，身处危机之中，心理志愿者都心急如焚，感同身受，我们要求心理志愿者保持价值中立，不是让志愿者变得冷漠无情，而是要求心理志愿者将自己的状态调节好、控制好，将所有爱心和满腔热情隐藏好、把握好，始终在心理援助过程中保持节制、中立、冷静、客观，唯有如此，志愿者才可能带给求助者信任感和安全感，才能保证心理志愿者始终以专业的姿态完成援助工作。

3. 咨询规则要"有立有破"

一般来讲，专业的心理咨询都会有一套严格的设置，甚至不同的咨询流派还有本流派的独特设置，其目的都是为了保证心理咨询能产生预期的效果。设置是心理咨询产生效果的客观条件和基本保障，也是保护心理咨询师与求助者双方关系的重要规则。除危机干预可以临时打破设置之外，其他的咨询活动通常都应该在正常的咨询设置内进行。

不过，在遭遇诸如 2003 年的"非典"疫情和 2020 年的新冠肺炎疫情，需要进行大规模网络心理援助时，之前固守的咨询设置就需要根据网络咨询的特点适度改变了。下面，笔者就网络心理援助中咨询设置的核心构成要素进行简要阐述。

（1）时间。在常规的心理咨询中，一次时间设置约为 50 ～ 60 分钟。在网络心理咨询中，时间是个非常重要的因素，应当基本遵守 50 ～ 60 分钟的时间要求，但是，如果求助者已经感到比较满意并暗示要结束咨询，或者说咨询师评估后认为求助者的问题已经基本解决，那么，心理咨询师就可以适时地结束咨询，即使不到规定时间，结束咨询也是无可厚非的。恰到好处总比画蛇添足给人留下的感觉更好。反之，如果求助者的问题比较复杂，确实需要延长一些时间才能达到预期的效果，那么，心理咨询师也应该适当地延长一些时间，一般延长时间不超过 30 分钟。据统计，我们团队在 2020 年新冠肺炎疫情中的网络心理咨询时间从 20 分钟到 90 分钟都有，平均为 45 分钟左右。

（2）形式。平时的网络心理咨询多以语音或视频的形式进行，但是，在网络心理援助过程中，由于求助者所处的环境受到疫情或其他条件的影响，可能无法稳稳地坐在电脑前接受心理咨询。求助者会根据自己的实际情况选择最方便的一种方式来求助，如语音、文字、视频等，这个时候，心理志愿者就不能固守之前自己习惯的咨询形式，而要适应求助者，提供多样化的咨询形式，随时匹配求助者的需要，唯有如此，才能真正把心理咨询的效果落到实处。此次新冠肺炎疫情期间的心理援助中，我们团队所做的心理咨询主要以微信或 QQ 语音咨询为主，视频和文字其次，只有极个别人会使用电子邮件来咨询。

（3）环境。平常的地面心理咨询一般会在咨询室内进行，网络心理咨询会在特定的平台上进行，或者直接在微信和 QQ 上进行。当然，心理咨询师和求助者都需要寻找一个安静的、不受打扰的环境，以保证咨询不受外界影响。网络心理援助也基本按照这样一个规则来进行，但是，若遇到特殊情况，求助者无法进入一个安静的环境，那么，心理志愿者也不能拒绝，而应该及时灵活处理，以保证求助者在任何情况下都可以得到援助。在这个过程中，无论求助者身处何种环境，心理志愿者都应该一直处在一个安静而不受影响的环境中，以保证及时提供优质的心理服务。记得在针对武汉一线医护人员的网络心理援助中，我曾经在一个中午安静地坐在书房里，用了近 40 分钟的时间给一位正在前台值班的护士做心理咨询，帮助她消除恐慌、焦虑的情绪，这位护士说自己只能利用工作的间隙来寻求帮助，随时都有可能被打扰。由于情况特殊，我并没有因此而拒绝她，而是努力适应她的条件并满足她的求助需要。

（4）频率。大多数情况下，心理咨询的正常频率会根据求助者问题的性质及严重程度的不同，在每周 1 ~ 3 次之间波动。但是，在网络心理援助过程中，因为工作性质和问题特点的不同，这一频率很难继续坚持。据粗略统计，此次疫情中 60% 的求助者只接受了 1 次咨询的援助，也有部分求助者会因为问题的不同而有多次求助。我们团队曾经有志愿者遇到了一位特别严重的求助者，有轻生意向，所以，在 1 天之内，先后 2 次求助，最终，我们的志愿者帮助这位求助者稳定了情绪，解除了心理危机。

（5）费用。众所周知，平时的心理咨询都是要收费的，收费标准会因心理咨询师的专业水平和所处地区的不同在 200 ~ 1 000 元 /50 分钟之间波动，当然，也有个别心理咨询师收费更高。平时，针对特殊的求助者，心理咨询师也会根据情况决定是否采取象征性收费，即只收 10 元或 1 元的费用，目的是为了象征性地满足设置的要求，既让求助者有尊严，也让双方关系有边界。但是，在网络心理援助时，既不存在正常收费的情况，也不存在象征性收费的说法，面对受疫情威胁的求助者，心理援助应该完全免费，分文不取，才能真正地起到应有的作用，达到公益援助的目的。

最后，还需要强调的是，平常的心理咨询往往设置比较复杂，除了以上所提到的时间、环境、形式、频率、费用等基本要素之外，各个咨询流派还有更为细致、更为复杂的设置要求。但是，网络心理援助中的咨询设置相对比较简捷、灵活，除了危机干预另有要求之外，普通的网络心理咨询一般可以根据具体情况适当突破，只是在咨询结束之后，需要将突破的原因及程度向心理督导进行报告，以确保突破设置并非出于心理志愿者的错误认识，而是出于对求助者的高度负责。

4. 学习：心理志愿者团队的"霸王条款"

要想成为一名心理咨询师，不断地学习非常重要，向书本学、向老师学、向实践学同等重要，不可偏废，唯有如此，才能不断进步，无往不胜。这是笔者的个人认识，也是心理咨询界的共识。那么，是不是只是在平时一直坚持学习，在实施援助的时候，就不需要参加学习了呢？回答是否定的。因为每一次心理援助行动要针对特定地区的特定群体，每一个特定的地区有自己独特的风俗文化，每一个特定群体有自己的不同心理特点。在遇到不同灾难或紧急情况时，不同地区的不同群体，其心理反应及应对方式也不尽相同，所以，每一次心理援助行动，可能会遇到很多新情况、新问题。为了能够增强心理援助的针对性和实效性，所有的心理志愿者团体在开始工作之前，要制订贯穿全程的学习计划。此处，笔者结合新冠肺炎疫情中的网络心理援助行动，简要介绍一下学习计划的主要内容。

（1）学习心理援助的相关政策法规。学习国家及相关地区关于心理援助的最新政策法规，尤其是历年来卫生部（国家卫生健康委员会）办公厅印发的如《关于进一步规范心理援助热线管理工作的通知》等的相关内容、《中华人民共和国精神卫生法》的相关条款，学习国家卫生健康委员会《关于设立应对疫情心理援助热线的通知》，让每一位心理志愿者对相关政策法规烂熟于心、了然于胸，让大家明白我们所做的心理援助活动是党和政府支持的、是国家和人民需要的、是政策法规允许的，以增强大家的自信心和自豪感。坚持不做违反各项法规制度的事情，不给抗疫的心理援助活动添麻烦，不给政府和社会添乱子。

（2）学习当地的方言以及表达习惯。为了应对武汉当地求助者接受咨询过程中使用方言而带来的交流上的不便，我们还专门组织来自当地的心理志愿者为整个志愿者团队讲述当地人的语言风格、表达习惯、风土人情以及方言特点，并结合《国家援鄂医疗队武汉方言实用手册》（2020 年 2 月 9 日第二版）制作并完善了《心理援助志愿者武汉方言对照手册》作为我们的参考学习资料，并发放到每个人手中。

（3）学习网络心理援助中的注意事项。由于本次针对新冠肺炎疫情的大规模心理援助活动主要是在网上进行，对于一些习惯于地面咨询的心理志愿者来讲，他们需要有一个熟悉网络环境的过程，为了让大家尽早进入工作状态，我们专门组织了网络心理援助的岗前培训，对网络心理咨询中的注意事项进行一一梳理，并提出针对性的应对策略和解决办法，加速了心理志愿者对网络心理援助活动的适应，使志愿者们在援助工作中更加得心应手。

（4）学习适合网络心理咨询的常用技术。网络心理咨询与地面心理咨询虽然都是心理咨询，但在适用范围、操作程序等方面还存在着一些差异，需要志愿者在具体操作时对技术的适用条件、应用范围及针对人群重新进行明确，以便更好地适应网络心理咨询。例如，放松训练法最好通过视频来完成，志愿者才可以观察到求助者的表情及肢体动作，准确掌握放松的进程；再比如，绘画治疗技术更适合女性和青少年求助者，并且操作程序需要进行适当调整，让求助者事先准备一些基本的操作工具，才能在咨询时更好地发挥作用。

（5）学习网络心理援助的伦理规范。伦理规范是心理咨询活动正常进行的重要保障。在大规模的网络心理援助活动中，心理志愿者自我发挥的自由度很大，为了防止心理援助过程中出现违背伦理规范的现象，针对性地制定和完善一套心理援助伦理规范显得更为重要。在此次针对新冠肺炎疫情的心理援助中，我们特别制定了 8 条规则，要求人人牢记并严格遵守：① 坚持绝对免费援助，不允许任何收费行为，即使象征性收费也被禁止；② 不允许将心理援助中的求助者转化为未来的收费咨询对象；③ 不允许在心理援助行动之外与求助者建立其他关系；④ 不允许在心理援助之外（包括疫情结束之后）主动联系求助者，推销课程和其他服务；⑤ 不允许接受求助者的任何礼物，即使在咨询结束之后，也不能接受任何馈赠；⑥ 不允许在心理援助过程中出现任何歧视性语言和行为；⑦ 如果志愿者觉得不能为求助者提供有效帮助，应及时报告并转介至督导组；⑧ 如遇危险情况需要进行危机干预，应立即启动危机干预程序，并报告督导组。

5. 督导：心理志愿者的"加油站"

通常，心理咨询师都会有自己的心理督导，并会定期主动接受心理督导。心理督导是为了帮助心理咨询师审视在咨询过程中自身存在的问题、不足、失误以及需要注意的事项，其最终目的是为了提升心理咨询师的心理素质和技术水平，以便心理咨询师更好地帮助求助者。

心理督导按照不同的角度和标准，可以分为很多类型。

（1）按照心理督导与心理咨询师的关系来分，可以分为上级督导与朋辈督导。上级督导是指水平较高的心理咨询师与水平较低的心理咨询师进行的不同级别心理咨询师之间的督导；而朋辈督导则指的是水平相当的心理咨询师之间进行的督导。

（2）按照时间安排来分，可以分为全职督导与临时督导。全职督导是一种持续性、系统性的长程督导，可以简单地理解为心理咨询师做完一次咨询就接受一次督导；而临时督导则是一种针对性的、间断性的短期督导，可以是偶尔一次，也可以是连续几次。

（3）按照参与人数来分，可以分为个人督导和团体督导。个人督导是指一对一的督导，即一名心理咨询师对一名心理督导；而团体督导，也叫小组督导，指的是一对多的督导，即一名心理督导对多名心理咨询师的督导。

（4）按照督导的形式来分，可以分为地面督导、电话督导和网络督导。地面督导就是像地面咨询一样，面对面督导案例；电话督导指通过电话的方式来督导；网络督导指通过互联网通信的方式来完成督导，可以采取网络语音或视频的形式来督导。近年来，由于网络通信方式广泛普及，电话、语音、视频通信方式趋于一体化，所以电话督导和网络督导也趋于融合，因此，我们也可以将电话督导和网络督导统称为网络督导。

督导有各种各样的类型，心理咨询师可以根据自己的需要以及督导特长选择一套适合自己的心理督导模式，其目的就是要让心理咨询工作顺利开展，让自己始终走在专业化的道路上。一名心理咨询师坚持接受心理督导，既是对自己严格要求的表现，也是对求助者负责的体现。

在针对新冠肺炎疫情的网络心理援助行动中，我们采取了多种督导形式相结合的混合模式。从关系的角度来看，混合模式兼顾上级督导和朋辈督导；从时间来看，混合模式主要采取的是临时督导；从人数来看，混合模式是将个人督导与团体督导结合起来；从督导的形式来看，混合模式主要采取的是网络督导。具体来讲，就是在每一名心理志愿者做完心理咨询之后，都要接受临时的网络心理督导，不过，有的个案是采取个人督导，有些案例采取的是团体督导，有的个案采取的是上级督导，有的个案采取的是朋辈督导。总之，心理志愿者每做完一次案例，都可以选择一种适合自己的方式来接受心理督导。

6. 转介：心理援助中的"行为艺术"

转介是心理咨询中经常遇到的一类问题。在咨询过程中，如果心理咨询师发现自己与求助者之间的关系明显不匹配，或发现自己确实不善于处理求助者提出的问题，就应该尽快将求助者转介给其他更加合适的心理咨询师，或及时中止咨询，并推荐求助者去寻找其他的解决问题途径，这既是心理咨询师个人职业化和专业化的具体表现，也是心理咨询师责任感和道德感的有力证明。转介的具体操作一般分为3个步骤：首先，是由心理咨询师或求助者提出转介想法并说明理由；其次，心理咨询师与求助者商讨、确定转介目标，并由心理咨询师向新的心理咨询师介绍求助者的基本情况；最后，求助者与新的心理咨询师开始工作。

通常，咨询中的转介有7种可能的原因：① 求助者的问题难度太大，心理咨询师自己没有信心，又害怕耽误了求助者的时间；② 求助者提出的要求比较高，心理咨询师很难满足求助者的要求；③ 心理咨询师个人存在情结，尚未得到有效处理，求助者的问题可能激活心理咨询师的情结；④ 心理咨询师与求助者关系不匹配，无法正常建立咨询关系；⑤ 求助者因不可告人的原因而主动提出转介申请；⑥ 因为求助者过度移情，导致咨询无法在约定的边界里正常进行；⑦ 其他突发事件或不可预知的原因。

只要有咨询，就可能存在转介的问题，网络心理援助中的心理咨询也不例外。不过，由于心理援助中公益、免费的特点，求助者不会主动提出转介的问题，最多是做一次就找借口结束咨询，这种情况比较常见。绝大多数情况下，网络心理援助中的转介是由心理志愿者直接提出来的。当心理志愿者发现求助者的问题比较严重，超出自己的能力范围时，或者因个人情结可能被激活等原因，通常会主动提出来转介，并为求助者介绍团队中另一位更加合适的心理志愿者。这是网络心理援助中最适合、最常用的一种转介方式。

我们的志愿者团队就明确规定：当心理志愿者认为求助者需要转介时，一律转介给督导团队的志愿者，并说明理由。这样做，主要是为了避免二次转介给求助者带来的负面心理影响。当然，也有个别的求助者会主动提出转介要求，面对这种情况，其处理方法与由心理志愿者提出的转介一样，一律将求助者转介给督导团队。这样的转介规则，适合所有心理援助中的心理咨询，心理志愿者一定要牢记。

7. 心理援助中的"三八线"

这里所说的"三八线"指的是心理咨询师与求助者的边界。边界指的是在心理咨询师与求助者之间划定的时间、空间、地点和行为的范围。边界是保证咨询效果的重要手段之一，也是保证心理咨询师和求助者安全和权益的重要方法。清晰、明确、合适的边界能让求助者在表达痛苦尴尬的经历和谈论内心真实的感受时，始终相信并能感受到自己是安全的。打一个不太恰当的比方，边界就是心理咨询师与求助者的"三八线"，越过了"三八线"，双方的身份和感受都将发生变化，而分处"三八线"内，双方可以安全讨论所有的问题。需要强调的是，虽然我们以"三八线"来类比边界，但这个边界仍然是看不见、摸不着的，它不是可形可见的一条线，而是一种无形的真实心理感受。

在网络心理援助行动中，遵守边界依然是一条非常重要的规则。一般来讲，遵守边界主要体现在以下几个方面：

（1）时间边界。在心理咨询中，咨询的时间长度约为 50 分钟，这是正常的时间边界。但是在网络心理援助中，时间边界虽然可以根据情况略微突破，但不能毫无边界，随意突破，否则，双方的生活时间和工作时间就会受到影响，尽管这可能符合一方的需要，但却不利于维护双方正常的咨询关系。时间边界不仅指一次咨询中的时长，也指整个心理援助活动的期限。关于这个问题，国内外心理专家都提倡在重大灾难发生后，心理援助要尽可能持续更长的时间，最长可维持20 年。笔者认为，从帮助求助者的角度来讲，心理援助持续 20 年是一个很好的建议，但是，由于目前国内缺乏相关的机制保障，坚持 20 年非常困难，可以说是基本无法实现，但坚持半年到 1 年还是能做到的。2020 年，我们团队针对新冠肺炎疫情的心理援助时间边界确定为半年。

（2）空间边界。空间边界通常指的是心理咨询师和求助者所处的咨询场所、所处空间及双方的咨询距离，正常的地面咨询活动一般会被限制在心理咨询机构的工作室内，而不是其他的任何地方，正常的咨询距离为 1.5 米。网络咨询通常也要求心理咨询师和求助者双方都要选择工作室、书房或者一个不受干扰的地方，而不是随意选择一个地方就开始咨询。同样的道理，在网络心理援助的咨询中，心理志愿者需要选择一个安全、稳定、不受打扰的空间，并且要相对固定，如心理工作室独立空间等最佳咨询空间。与此同时，求助者也应该尽量选择一个相对独立空间来接受咨询才能保证咨询效果。但是，如果求助者情况特殊，没有条件选择独立的空间来寻求咨询，那么，心理志愿者也不能因为咨询空间边界的改变而拒绝咨询。

（3）行为边界。在日常面对面的心理咨询中，心理咨询师的行为应该恪守职业规范，要坚持只在咨询室内与求助者之间产生咨询行为，在咨询之外，不应该有其他的行为发生，诸如顺路送求助者一程、与求助者一起吃饭、帮助求助者做咨询之外的事情等行为，都属于突破行为边界的表现，是被严格禁止的。在网络心理援助中，心理志愿者虽然与求助者没有直接的接触，但仍然要在行为上有所约束，诸如在咨询之外主动发信息给求助者、与求助者过度讨论与咨询无关的事项、向求助者索要礼物或报酬、企图将求助者转化为长期的咨询对象之类的行为，都被视为突破行为边界的表现，是被严格禁止的。

（4）人员边界。人员边界就是指工作对象的范围。在日常的地面及网络心理咨询中，每一名心理咨询师都会有自己明确的工作对象，即擅长咨询人群的范围。同样的道理，在网络心理援助中，不仅每一名心理志愿者有自己擅长的工作对象范围，而且整个心理援助团队也要有确定的援助对象范围，而不是在援助期间对来求助的任何求助者均接待，比如说，在针对疫情的心理援助中，我们的心理志愿者团队主要针对 4 类人员提供心理服务：第一类是一线的医护人员；第二类是确诊或疑似的病人；第三类是武汉及周边城市的普通群众；第四类是疫情期间其他岗位的工作人员。

8. 心理志愿者要坚持"四项基本原则"

在网络心理援助中，心理咨询是重头戏，是心理援助的主要内容，与地面咨询相同的是，必须坚持基本的原则，才能更好地达到预期的援助效果。

（1）被动助人原则。虽然组织网络心理援助行动都是心理志愿者主动自发的行为，但是，这并不意味着心理志愿者要主动联系求助者做心理咨询，而是将心理志愿者的信息传递给求助者，然后由求助者根据需要自主决定是否联系心理志愿者来求助，从这个意义上讲，心理志愿者助人又是被动的。被动助人原则非常重要，是心理援助能产生良好效果的重要前提。假如一个人并不相信心理咨询或者根本没有向心理志愿者求助的意愿，那么，心理志愿者很难通过心理咨询的方法帮助到求助者，或者说根本就无法帮助求助者。

（2）聚焦当下原则。从现实情况来看，网络心理援助通常都有着特殊灾害背景，主要是针对特定人群实施超短程咨询，一般多在 1～5 次之内，所以，在有限的时间内，要想让求助者达到满意的效果，就必须聚焦当下最紧要的问题和最突出的症状。若能帮助求助者恢复到灾害发生之前的状态或者能让求助者有信心应对当前的局面即是成功。对于极个别需要长期进行心理援助的对象，可以单独制订长期援助计划，直至求助者完全恢复到一个满意的状态。

（3）隐私保密原则。保密是心理咨询的基本原则。在网络心理援助的咨询活动中，心理志愿者也应该坚持对求助者的隐私保密。坚持保密原则需要区分 3 个层次：一是绝对保密，即对关于求助者的姓名、电话、工作单位、家庭住址等涉及个人隐私的问题需要绝对保密，不向外界任何人泄露；二是相对保密，即关于求助者病情的部分可在有说明或征得同意的情况下用于教学、督导与写作；三是不保密，即遇到求助者遭遇危险时，如求助者有明显的自残、自杀等行为或倾向时，则不必坚持保密原则，可以联系求助者的监护人、报告督导或联系警方，其最终目的是要确保求助者的人身安全。

（4）延期决定原则。在网络心理援助的咨询中，求助者常常会由于情绪不稳定、缺乏安全感，而导致思维活动易受影响，判断能力有所下降，在这种状态下，是不宜做出重大决定的。如果心理志愿者发现求助者在诸如离婚、出国、辞职等重大事项上需要做决定时，心理志愿者可引导求助者采用延期决定的办法，即在求助结束，恢复理性思考之后，再根据具体情况，自行决定。心理志愿者不能在心理援助期间引导或帮助求助者做出重大决定，因为，只有求助者自己才有权利为自己的事情做出决定。

第三章 搭建网络心理援助的"四梁八柱"

——网络心理援助的快速组织与实施

网络心理援助是一项比较复杂的系统工程，涉及方方面面的事情，需要与志愿者反复沟通协调、建立各种组织并选拔负责人、精确而又快速地将信息传递到求助者手中等，并且所有的工作通常是通过网络或电话来协调，所以，对组织管理者来说是一个巨大的挑战。不过，只要步骤明确、思路清晰、精心筹备、组织得当，这一切是可以在较短时间内完成的，就像在抗击新冠肺炎疫情期间快速建设雷神山、火神山医院一样。那么，究竟如何才能快速组建一支反应快速、技术精湛、忠于职守、精诚团结的网络心理援助志愿者团队呢？下面，笔者结合我们的心理志愿者团队在抗击新冠肺炎疫情期间的实际做法，向大家介绍一下组织网络心理援助团队的8个重要事项（"八柱"）以及开展网络心理咨询的4个重要环节（"四梁"）。

1. 及时"招兵买马"

"招兵买马"也就是招募网络心理援助的志愿者。志愿者招募是网络心理援助活动中最基础、最关键的工作，直接决定了心理援助活动的水平，甚至可以决定心理援助活动的成败。一般来讲，心理援助志愿者的招募主要有以下3种类型：

第一种类型是紧密型招募，即公立医院的精神心理科、省市精神卫生中心、高校心理咨询中心或心理健康教育中心面向自己的员工和其签约心理咨询师招募志愿者。在这种招募活动中，由于招募者与志愿者之间有一定的工作隶属关系，所以，招募活动很容易达成。

第二种类型是半松散型招募，即各省市心理学会、心理卫生协会、心理咨询师协会、心理健康教育研究会、心理援助协会或相关的社会组织面向会员招募志愿者。这种招募活动的难度也不大。由于各种心理学组织多采用会员制，并定期组织活动和培训课程，具有一定的凝聚力和组织性，所以，招募心理援助志愿者也相对比较容易。

第三种类型是松散型招募，即某个心理专家、网络心理社群、网络心理咨询平台、心理论坛等松散组织招募志愿者。这种招募活动主要依靠心理专家的社会影响力以及网络社群、论坛成员、咨询平台成员的自觉性。这种招募形式决定了其招募志愿者团队的难度相对较大，但一般也能成功，关键是看有多少人会坚持到最后。

其实，无论是哪一种类型的志愿者招募活动，都应该进行快速招募、公开动员，最大限度地调动志愿者的积极性和主动性。为了能够招募到更多有爱心、有实力的心理志愿者，招募活动的组织者应该对援助背景、援助动机、援助对象、参与时间、活动范围、援助难度、援助目标等问题进行重点说明，以确保每一名志愿者初心纯洁、心甘情愿，与此同时，还要设计多个筛选条件，把真正适合网络心理援助的志愿者筛选出来。在2020年武汉新冠肺炎疫情暴发之后，我们在第一时间就组织了网络心理援助志愿者招募活动，共有238人愿意参加，根据设定的2个基本入选条件和2个优先入选条件，最终选出101人参加网络心理援助活动。

2个基本入选条件是：

（1）心理志愿者必须持有国家人力资源和社会保障部（原劳动和社会保障部）颁发的心理咨询师执业资格证书。

（2）系统接受过心理咨询技能课程训练，并有3年以上的心理咨询实战经验，个案小时数超过500小时。

2个优先入选条件是：

（1）参加过"非典""汶川地震""舟曲泥石流""玉树地震"灾害心理援助活动的志愿者优先。

（2）参加过各地各种类别紧急心理援助活动或有过心理危机干预经验者优先。

网络心理志愿者挑选出来之后，通常集中在一个微信群或QQ群中，统一编号、集中管理。

2. 建立"指挥中枢"

招募到足够数量的心理志愿者之后，接下来就要建立志愿者团队"指挥中枢"，即保证团队正常运转的组织。对于从事心理援助的专业机构，如心理援助协会之类的专业社会组织，其本身就有比较健全的组织框架，基本不存在建立健全组织的问题。但是，对于其他临时从事网络心理援助的社会组织、心理机构、网络平台等，一定要建立健全各种组织，以确保心理援助活动顺利实施。对于网络心理援助团队来讲，通常需要设立管理组、培训组、外宣联络组、督导组、危机干预组以及后勤保障组等。下面，笔者结合我们的心理志愿者管理团队（共计10人）在疫情期间的心理援助逐一说明每个小组的主要职能及运作方式。

（1）管理组：可设3～5人，主要负责招募、选拔、调配心理志愿者，协调管理小组之间的工作，帮助各小组和心理志愿者有条不紊地开展援助工作。管理组要求其成员有较强的组织、沟通、协调能力，不一定要求志愿者有丰富的心理咨询经验。需要强调的是，在管理组中应该确定1名总负责人和2～3名助理人员协助分工负责。

（2）培训组：可设3～5人，主要负责心理志愿者的岗前培训，以及援助过程中的技术学习、案例分享和问题讨论。培训组成员应以资深的心理咨询师和擅长从事技术培训的心理咨询师为主。

（3）宣传组：可设3～5人，主要负责制作宣传海报、工作简报、图文链接以及制作音／视频资料，组织人员编写针对性的宣传文章、电子书，录制音／视频资料等宣传品，并将心理援助的相关信息精确传递到援助对象手中。宣传组成员主要以志愿者中擅长文案编写、精通网络宣传的心理咨询师为主。

（4）督导组：可设 5～10 人，主要负责对心理志愿者的每一次咨询进行督导，及时指出心理志愿者在咨询中的不足，提出注意事项，总结经验，并分享给团队的其他志愿者。志愿者团队对督导组成员的要求是比较高的，既要求有丰富的心理咨询、心理援助的相关经验，还应该有接受督导和督导他人的经历。

（5）危机干预组：可设 3～5 人，主要负责对援助对象中有自残、自伤和自杀行为及倾向的个人实施心理干预，帮助援助对象化险为夷、转危为安。危机干预组成员要求有丰富的心理咨询实战经验和危机干预的成功案例和经验，这是他们能救人于心理危机的重要前提。

（6）保障组：可设 2～3 人，主要负责记录、整理、保管咨询档案，为接受过帮助的求助者和危机干预对象做好资料的收集、整理和保管，为后续开展相关工作打好基础，为团队提供后续技术服务保障。

需要说明的是，如果团队中的心理志愿者人数较少，个别组别可以合并，如培训组、督导组、危机干预组可以进行合并，管理组和保障组也可以根据情况进行合并。总之，网络心理志愿者的"指挥中枢"一定要坚持人员精干、效率优先、务实高效和以援助对象为中心的原则，真正把心理援助工作做好。

3. 坚持"临阵磨枪"

俗话说："临阵磨枪，不快也光"。临战训练历来是兵家之常事，"抗疫行动"也绝非简单的医疗行为，在心理志愿者正式上岗之前，必须按照要求接受岗前培训，即使志愿者们平时一直在坚持学习、接受培训，岗前培训依然非常重要。这主要是因为岗前培训与平时学习培训的内容具有很大的差异，岗前培训的内容具有很强的适应性、针对性和实战性，通过岗前培训，可以在短时间内迅速增强志愿者完成心理援助任务的信心、能力和提高专业水平。一般来说，岗前培训的具体内容主要有心理志愿者团队的主要行动方案、与心理援助有关的政策法规、心理咨询师接待求助者的话术与技巧、心理援助接待的常见问题及处置方法、常用网络心理咨询技术介绍、网络心理援助的伦理规范、求助者转介中的常见问题及注意事项、网络危机干预技巧与方法、接受督导的流程与注意事项、求助者的咨询记录及档案保密等。部分具体内容详见第二章的相关内容。

总之，在开展网络心理援助前，岗前培训必不可少，它既是网络心理援助团队正规化、专业化的体现，也是对援助对象全情付出、尽职尽责的一种表现。需要特别强调的是，若情况确实紧急，没有接受岗前培训的充分时间，可以考虑让经验丰富的心理志愿者或督导组成员先行开展工作，与此同时，对其他心理志愿者进行培训，让心理志愿者一边接受岗前培训，一边开展援助行动。

4. 开展"营销宣传"

"营销宣传"即对网络心理援助的网络宣传推广，这是直接决定网络心理援助活动效果和成败的重要环节，其主要任务就是扩大志愿者活动的影响力，增加心理援助活动的知晓率，将志愿者活动的信息精确传递到援助对象手中。

具体来讲，网络营销宣传活动主要有4条途径：一是通过微信平台宣传，即借助一个成熟的、关注人数众多的网络微信平台，将志愿者活动的相关内容及志愿者个人的信息，包括姓名、电话、微信号、QQ号、邮箱及证件号码一并提供给求助者；二是通过新闻媒体宣传，即借助报纸、电台、电视台、网站等资源丰富的新闻媒体来宣传；三是通过自媒体宣传，即借助宣传组成员个人的微信朋友圈及微信群、微博、QQ群进行精确宣传；四是借助政府力量宣传，联系受灾地区政府的相关部门，将志愿者名单推介给政府，由政府部门根据具体需要，及时将志愿者信息传递给群众。

我们心理志愿者团队此次针对新冠肺炎疫情的宣传推广内容主要包括5个方面：一是针对灾区的普通群众所编写的心理学常识、压力缓解方法、情绪调节技巧及心理援助相关知识，这些内容借助公开宣传的资料，也可自主编写宣传内容，主要以电子书、讲座录音、视频课程、链接文章的形式呈现。新冠肺炎疫情中，我们引用国家卫生健康委员会疾病预防控制局指导、人民卫生出版社出版的《应对新型冠状病毒肺炎疫情心理调适指南》，陕西师范大学出版总社出版的《新型冠状病毒感染的肺炎疫情下心理健康指导手册》，北方文艺出版社和黑龙江科学技术出版社联合出版的《抗击新型冠状病毒，大众自我心理评估及实用心理防护手册》作为针对普通群众的主要素材，与此同时，我们还专门邀请志愿者督导组的资深心理咨询师在喜马拉雅平台上面向大众主讲了《网络心理援助与自我防护》等音频课程，并撰写了许多加强自我防护和心理调适的文章。二是针对特定群体的自我心理评估问卷及分类处置方法，可以有效地增强群众心理抗疫的意识和能力。三是宣传心理志愿者的个人简介和心理援助联络方式。四是宣传心理援助伦理规范、政策法规及援助活动进展情况。五是面向心理志愿者宣传加强自身心理防护的方法和技巧。

在 2020 年暴发新冠肺炎疫情之后，我们心理志愿者团队的宣传组在第一时间就快速行动起来，召集了 200 多人的宣传团队，先后借助中国新闻出版广电报微信平台、黑龙江文艺出版社微信平台、华中科技大学出版社微信平台、北斗心理微信平台、华中科技大学记者团、财经天下周刊、AI 财经社、黑龙江新闻广播、黑龙江高校广播等多个平台和新闻媒体，将指定的宣传内容快速传递给一线医护人员、普通社区群众、确诊和疑似新冠肺炎病人、其他在岗的一线工作人员。与此同时，我们还联系当地卫健委，建议将志愿者名单传递到社区的微信群和 QQ 群。据粗略统计，从农历正月初一到 4 月底，我们团队的宣传信息总点击量累计已经超过百万，约有百余人接受过志愿者的一对一的心理疏导和心理咨询服务，约有千余人接受过团队的心理疏导服务。

5. 突出"网络面询"

随着网络心理援助宣传活动的持续开展，会有越来越多的求助者寻求帮助。在网络心理援助的内容中，以视频加语音的形式实施一对一的个体心理咨询是主要形式。虽然心理咨询不是心理援助的全部内容，却是整个行动的"重头戏"，也是最具挑战性、实战性的一个环节。下面，笔者就网络心理援助咨询环节的 4 个重要内容逐一进行说明。

（1）初访接待

日常心理咨询当中所谈到的初访接待，指的就是心理咨询师要按照心理学原则与求助者进行第一次咨询接触。此处所谈到的初访接待指的是心理志愿者按照网络心理援助的基本原则与求助者进行的第一次咨询访谈。由于是网络接触，第一次的接触多半是通过添加微信号或 QQ 号时所进行的文字交谈，也可能是拨打热线电话直接进行语音交谈，还有可能是通过 QQ 或微信视频接触。无论哪一种接触方式，心理志愿者往往需要提前做好准备，保持相对平和的心态、干净整洁的仪表，寻找一个相对安静舒适的咨询环境，并准备用真诚直接、简洁明了的语言来接待求助者，如"您好！我是第 × 号志愿者某某某，感谢您的信任，很高兴能为您提供心理服务！"，或者"您好！我是第 × 号志愿者某某某，很荣幸为您提供心理帮助！"，等等。

由于在网络心理援助中，许多求助者的求助行为只有 1 次或几次，所以，初访接待与正式咨询便交织在一起，这就要求心理志愿者能在相对较短的时间内完成平时初访接待的内容，一般控制在 10 分钟以内，主要任务是用礼貌的语言介绍自己的身份、声明保密原则、询问求助者的需要、了解求助者的基本症状，快速建立信任关系。

在针对此次新冠肺炎疫情的心理援助行动中，为了能够更快更好地帮助求助者与志愿者之间建立信任关系，我们在网络宣传中直接将心理志愿者的真实姓名、证书编号、针对群体、个人特长以及联系方式等信息如实公布，以此种方式提前体现心理志愿者的真诚，从而有效地催生了求助者对心理志愿者的信任。

（2）现状评估

这里的现状评估是指心理志愿者与求助者在初步接触中，对求助者的当前现状进行简要评估，从总体上把握求助者的状态，为后续针对性的咨询做好准备。在网络心理援助中，现状评估的时间一般不超过 10 分钟，既可以集中评估，也可以将问题分散到咨询的全过程。现状评估的主要内容有：当前的主要症状及症状的严重程度，问题产生的主要原因，是否属于心理咨询的范围，是否存在自残、自伤及自杀风险，是否需要转介等。

现状评估的方法大概分为2类：一类是问卷评估，即通过填写问卷，进行现状评估。问卷评估方便快捷，容易量化，说服力强，但操作复杂，略显生硬机械，一般情况下，在现状评估中，心理志愿者很少采用问卷评估，除非求助者主动提出来进行问卷评估，否则，心理志愿者通常会采用访谈评估。另一类就是访谈评估，大多数情况下，对求助者的评估都是通过访谈来进行的，访谈评估机动灵活、针对性强，但主观性强、不易量化。不过，总的来看，访谈评估在咨询中使用频率还是比较高的，既可集中进行，也可与咨询同时进行。为了提高现状评估的效率，督导组通常会针对援助对象的总体情况设计一个通用的评估提纲，心理志愿者需要在咨询开始前提前熟悉，并结合每一位求助者的具体情况，灵活运用，从而提高现状评估的效率。

（3）正式咨询

正式咨询就是指心理志愿者通过心理咨询的原理、技术和方法来帮助求助者的关键过程。其实，心理咨询没有明显的界线来区分初访接待、现状评估、正式咨询与结束咨询4个环节，因为这4个环节都是为了帮助求助者，所以通常会融合在一起进行。刻意地区分几个环节，并没有实质性的意义，反而会显得生硬、不流畅。

实践表明，网络心理咨询与地面心理咨询不同，其对咨询流派和技术的要求比较高，许多流派的技术在网络上几乎无法实施或不容易实施，其咨询效果也会受到严重影响。我们提倡在网络援助过程中，以认知、行为主义、人本主义和精神分析四大主学派的理论和技术为主，以格式塔、家庭治疗等其他学派为辅。

举个例子，在新冠肺炎疫情暴发前，小芳出差去武汉，回家后得知武汉封城，自己被社区要求必须居家隔离2周，每天监测体温并将记录上报。从开始隔离之日起，小芳就出现体温升高不稳定的现象，有时正常，有时发热，体温可达37.8℃，同时还伴有咳嗽，小芳吓坏了，尽管家人一直劝告说只是正常的发热，但小芳却无法释怀。后联系到我们的心理志愿者，心理志愿者在了解情况之后，首先对小芳的症状进行了深入了解，判断分析，仔细评估，而后从精神分析的视角进行解释，认为症状的来源不是新冠病毒感染造成的，而是由于自己易受暗示的性格特点引起的。之后，虽然她能稍稍平静一些，但依然还是紧张、焦虑、恐惧。接着，心理志愿者就运用行为主义的技术，帮她做了放松训练和系统脱敏训练，小芳的情绪很快就放松了下来，体温也恢复到正常范围了。然后，志愿者从认知的视角帮助她认清了自己以偏概全、过于夸张、太绝对化的认知特点在产生症状中的作用，并邀请她的家庭成员一起与她进一步讨论这个问题，进一步消除了她的顾虑。最后，为了巩固咨询效果，心理志愿者还教会她一些自我暗示的方法，以备平时自我调节。当然，在整个过程中，要特别注意运用倾听、共情等一系列人本主义技术。咨询结束5天后小芳主动报告自己的体温基本恢复到正常范围，服用了治疗咳嗽的药物后，之前的症状完全消失了。2周后，小芳主动报告，说自己已经解除隔离，完全没有问题了。

（4）结束咨询

结束咨询听起来是一件不起眼的事情，却是心理咨询中一个不可或缺的重要组成部分。平时心理咨询结束的方法会因咨询流派的不同而有所不同，认知学派会进行咨询小结、总结，还会布置作业；行为主义学派会提出建议，给出个人训练的技巧方法；精神分析学派一般会在结束时让求助者有一个领悟；人本主义学派结束时往往会给人以鼓励，或给人留下沉思；其他学派也各有不同，在此不一一赘述。

在网络心理援助的咨询活动中，结束咨询时需要注意4个问题：一是适时重申保密原则；二是确定下一次咨询时间；三是询问求助者下一步的行动计划与安排，并给予支持和鼓励；四是以礼貌的语言与求助者告别，并给予美好的祝福。比如说，我们要求心理志愿者在网络咨询结束时不一定必须重申保密原则，但一定要询问求助者下一步的打算或安排，并以礼貌的方式给予对方祝福，这里，结合我们网络心理援助的具体情况，为大家提供5种可供参考的结束方式：

第一种，今天的咨询就到这里，感谢您对我们的信任，您所谈到的内容，我会按照要求保密，请您放心，最近这段时间是非常时期，您一定要加强防护，注意安全。祝您每天有一个好心情，再见。

第二种，感谢您的信任与配合，今天咨询结束后，如果您再遇到类似的问题，您可以运用我今天教的方法自行调节、放松，若仍然需要咨询，还可以继续预约，我会尽全力帮助您。

第三种，今天咨询结束以后，希望您能按计划，把自己每天的生活安排得井井有条，感谢您的信任，祝您越来越好！

第四种，今天的咨询就到这里，谢谢您对我们的信任，若以后还有需要，可以预约我。

第五种，作为心理咨询，我们所能提供的帮助是有限的，剩下的许多工作，还需要您努力坚持，谢谢您对我们的信任，再见。

虽然，此处提供了 5 种不同版本的结束方式，但实际上，究竟以种何方式结束咨询，每位心理志愿者需要根据实际需要和具体情况来决定咨询结束的方式。

6. 及时"空中加油"

接受督导是确保心理咨询师职业健康和持续进步的重要手段。此处的接受督导具体指心理志愿者在做完每一次网络心理咨询之后，都要按要求接受督导组成员的心理督导。这种督导属于临时督导，但意义重大，既可以及时纠正心理志愿者在咨询中存在的问题和不足，并指出下一次的努力方向，有效地帮助经验不足的心理志愿者快速成长，也可以为心理志愿者消除因咨询而带来的负面影响，以便心理志愿者以饱满的热情和良好的状态投入下一场咨询当中。更重要的是，及时接受督导是心理志愿者职业化、专业化的重要表现，同时也是心理援助规范化、制度化的重要体现。最重要的是，接受督导是志愿者团队对所有求助者群体心理健康负责任的具体举措。关于心理志愿者接受督导的具体问题，可参见第二章的相关内容，此处不再赘述。

7. 加强"档案管理"

在日常的心理咨询中，心理咨询师或心理机构对求助者档案的管理是非常严格的，必须由专人负责归档、整理、保管，除心理咨询师本人外，没有特殊情况（主要指危机干预发生时，有医院、警方等介入），其他人无权查阅。档案管理的内容包括各种登记的表格、心理测评的结果、咨询记录以及其他求助者提供的相关个人信息。对档案的规范化管理既能体现心理团队或机构的管理水平，也能充分展示心理咨询师的职业素养。

在网络心理援助中，档案管理虽然比较简单，但非常重要。在此次针对新冠肺炎疫情的网络心理援助行动中，我们团队明确规定，每一位心理志愿者在做完心理咨询之后，要自行整理咨询记录，并在接受督导后，将咨询记录及相关档案资料及时交由指定的专人保管。负责保管档案的志愿者，不仅是保管档案，还需要对求助者的人群特征、问题特点及心理咨询师使用的技术等相关信息进行深入分析、归类和整理，以寻找其中的规律，为后续的心理咨询活动提供数据和技术上的支持。

8. 注重"工作总结"

毛泽东曾经说过："我们革命胜利靠什么？一靠团结，二靠总结。"总结既是一项工作，也是一种方法，广泛地存在于各种工作之中，是我们不断取得成绩，不断进步，不断从成功走向成功的重要保障。在心理咨询中，总结也依然重要，它是心理咨询师成长的重要法宝，是心理咨询师水平不断进步的有效手段。

下面用几个具体的例子来说明吧。在我们针对新冠肺炎疫情的网络心理援助行动中，起初接受求助的心理咨询师大多经验丰富，技术全面，他们总想将各种流派的技术综合应用于咨询之中，可是前期的大多数求助者问题并不严重。在武汉封城之后，部分群众出现了一些应激反应，心里感到恐慌、紧张、焦虑，但不严重，并不需要过多的技术干预，只是需要有心理志愿者来专注地倾听他们表达紧张和焦虑，就能极大地缓解这些症状。如果还能够得到心理志愿者的共情与耐心陪伴，那么，求助者的心里就会感到很温暖、很舒服，如果心理咨询师还能够再提供一些有效的自我调适方法，那么，求助者的感觉就会更好，就会对咨询效果更满意。当发现这一规律之后，督导组及时总结，召开团体督导会，要求大家在咨询时调整思路，并确定了"认真倾听，坚持陪伴，及时共情，提出建议，适度指导"的二十字方针，这对前期咨询提供了很好的指导。

在援助行动的中期，求助者问题比较严重的案例越来越多，一些人由于亲历了亲朋好友被隔离、被确诊或因病去世的事情之后，先后出现了一些严重的应激反应，持续感到心悸、焦虑、抑郁、恐惧、无助，甚至出现了轻生的念头，同时伴有严重的失眠、健忘、心神不宁，生活节奏、作息规律几乎全部打乱了。面对这些问题，督导组又一次及时进行总结，组织团体督导，重点为心理志愿者们讲解哀伤辅导和危机干预的相关方法，并引导心理志愿者们尽快转换工作思路，跟上求助者人群的问题变化节奏，要求心理志愿者在咨询时首先要快速评估，掌握求助者的心理状态，加强支持性心理咨询技术的应用，确保求助者心理稳定，在必要时刻，需要危机干预，可及时采取有力措施，坚决保证求助者的人身安全。为此，督导组确定了心理援助活动中期的二十字指导方针，即"快速评估，准确施技，适度破规，及时干预，确保安全"，从而更好地适应了求助者的心理需要。

到了心理援助的后期，疫情已经控制住了，各地相继复工复产，疫情区也已经解封，人们的心情也慢慢趋于稳定，心理压力不断降低，生活秩序逐渐恢复，之前的应激反应没有了，但是却出现了创伤后应激障碍，表现为出现闪回、噩梦、嗜睡、易怒、无助、警觉、健忘、酗酒等症状。此时督导组又一次组织团体督导，给大家专题讲解创伤后应激障碍的识别诊断、应对方法、常用咨询技术以及危机干预方法，及时总结心理志愿者在之前咨询中存在的不足，重点提升心理志愿者处理创伤后应激障碍的能力，为此，督导组又进一步调整了后期心理援助的策略，确定了"准确识别，快速判断，处理创伤，及时干预，恢复常态"的心理援助后期二十字方针，这对后期网络心理援助工作起到了很大的导向作用。

总之，在网络心理援助的过程中，及时总结经验教训，及时调整方法策略，及时完善指导方针，对提升整个网络心理援助水平作用明显、意义重大。

第四章 牢记网络心理援助中的"双十一"

——求助者常见的 11 类心理症状与障碍

2020 年春节，新冠肺炎疫情突然暴发，在对病毒存在许多未知的情况下，解放军除夕夜火速驰援、抗疫医疗队逆行而上、党政领导干部连续奋战，各种网络救援力量也纷纷自觉行动，在这场史无前例的灾难面前，举国上下表现出了空前的团结。与此同时，广大人民群众、被隔离的疑似病人和奋战在抗疫前线的工作人员等承受了难以想象的心理压力，面临着前所未有的巨大考验，加之每天电视、手机、报纸上关于疫情的消息铺天盖地席卷而来，对人们形成了持续的心理冲击，很容易导致人们产生恐慌、焦虑、抑郁、愤怒、失眠等许多不良心理反应。在网络心理援助行动中，为了能让心理志愿者有的放矢，提供更具针对性的心理服务，我们进行了大量的网络调查，从中筛选了 7 种常见的心理病症和 4 种常见的心理障碍，共计 11 个问题，在此为大家逐一进行症状描述与原因分析。

1. 焦虑：担心并烦躁着

这里的焦虑指的是焦虑情绪，而不是焦虑症。究竟什么是焦虑呢？在精神科的症状学中，焦虑被定义为"莫名的恐惧感"；在心理学文献中，焦虑被定义为"面对危险时，个体内心出现的紧张、恐惧等情绪状态"。笔者认为，焦虑就是指人们由于对某些不可预知的事情过度担心而产生的一种烦躁情绪，其中包含着急、担心、忧愁、紧张、恐慌、不安等程度不同的多种成分，是一种以烦躁为主的综合情绪体验。焦虑往往与危急情况和难以预测、难以应付的事件有关，一旦担心的事情有了明确的结果或找到了明确的应对方式，焦虑情绪就会缓解或消失。例如，当医护人员对新冠病毒束手无策时，人们就容易产生焦虑情绪；当医护人员找到了治疗新冠肺炎的有效药时，人们的焦虑就会减轻；而当科研人员研究出预防新冠肺炎的疫苗时，人们的焦虑就会消除。

如果担心的事情已经有了确切的解释或找到了明确的应对方式，甚至事情已经解决好了，但焦虑情绪依然久久不能减轻或消除，那么，这个焦虑就不再是简单的焦虑情绪，可能已经成为焦虑症了。如果是焦虑症，那就不是网络心理援助的服务对象，或者需要到精神科医生那里去接受药物治疗，或住院治疗。

焦虑是一种常见的情绪，它并不抽象，有许多具体的外在症状，具体表现在以下5个方面：

（1）对自己、他人或某些事情过分担心。在新冠肺炎疫情期间，有的人戴口罩去超市买了一趟菜，回来后就开始担心外出后感染新冠病毒，惶惶不可终日；还有一些人，即使外出时采取了严格的保护措施，回家后还认真地用酒精消毒，依然不能消除被感染的焦虑；还有个别医护人员每天工作很辛苦，于是就特别担心自己过于劳累会猝死，再也见不到亲人了。

（2）容易感受到紧张与担心。人在刚开始焦虑的时候，总会想着尽快地把引发焦虑的问题解决好，一旦问题在短时间内得不到有效解决，就开始紧张和担心，越是紧张和担心，就越容易被消极的信息影响，就更加焦虑。例如，正在接受治疗的病人和确诊的病人本来就有些紧张，如果突然听到有人死亡的消息，就会感到特别紧张和担心。

（3）出现睡眠问题。处在焦虑中的人，常常会在睡眠方面有所表现，主要是会出现入睡困难、睡眠太浅、早醒、多梦、梦魇、睡眠时间太短等一系列睡眠问题。在新冠肺炎疫情暴发的初期，看到确诊人数每天在翻倍，笔者也因此而感到焦虑，连续失眠5天，几乎每天晚上要辗转2小时左右才能睡着，而且睡得比较浅，半夜起来总想再看看新闻，关注一下疫情的最新发展变化。

（4）注意力不集中，坐立不安。处在焦虑中的人，常常既不能把注意力集中在当前需要解决的问题上，也很难把注意力转移到别的事情上。这是焦虑的主要行为表现，也是每一个处在焦虑中的人能清楚地感受并觉察到的常见行为。

（5）出现多种躯体症状。焦虑引发的躯体症状主要有胸闷气短、血压升高、心跳加快、头晕头疼、胃肠不适、尿频尿急、喉咙不适等。这些症状本是焦虑引发的，但却和新冠病毒所引发的躯体症状很相似，容易造成误解，所以，在抗击新冠肺炎疫情的过程中，焦虑是非常值得关注的一种情绪。

从某种意义上讲，焦虑情绪的存在，表明个体的内心还是存有希望和力量的，只不过，这种希望因暂时受挫而显得比较渺茫，这种力量不能汇聚起来形成合力。笔者认为，焦虑是个体苦苦挣扎却没有明确出路的一种情绪状态，是应对方式无效且内心充满挫败感的具体表现，一旦个体理解了焦虑产生的原因，掌握了应对焦虑的方法，内心的力量就会重新汇聚，希望也就有可能变成现实，而焦虑也会在这一过程中得到缓解或消失。

针对焦虑的应对方法是否得当、是否有效，关键取决于焦虑是由什么原因引起的。根据笔者的分析，焦虑的产生主要有4个方面的原因：

（1）未知和不确定性。研究表明：焦虑的产生往往与某种特定的危险情况、难以应付的事件以及无法忍受的不确定性紧密相关，而且这种未知和不确定性越大，个体的焦虑程度就越高。这次新冠病毒的全球大暴发之所以引起很多人的焦虑情绪，在很大程度上源于人类对这种病毒的不可预测性和众多未知的存在，加之新冠病毒一直在不断变异，进而增强了不确定性，很多人一直担心自己和家人会被传染，由此所引发的焦虑可能在短时间内无法完全消除。要彻底消除人们的这种焦虑感，还有待于科学家们对病毒做进一步的深入研究，当针对病毒的特效药被找到或者疫苗生产出来，新冠病毒完全可防可控可治疗时，那么，由此引发的焦虑自然会缓解或消除。作为心理志愿者，我们现在所能做的就是通过心理援助帮助求助者将焦虑情绪控制在一个适当的范围内，能够适应正常的生活和工作就可以了。

（2）应对方式缺乏。在心理学中，情绪被定义为外界客观事物能否满足主体需求的一种心理反应。从这个定义我们可以推知，情绪的产生离不开具体的需求，换言之，没有特定的需求，个体就没有相应的情绪。当面对突如其来的新冠肺炎疫情时，人们的应对方式主要是加深对新冠病毒的认知、寻求可以应对疫情的药物以及采取有效的防控措施，当这些需求暂时不能被满足时，人们对未来的预期就是悲观的，焦虑也就自然而然地产生了。例如，当人们买不到口罩或消毒液、酒精时，就会感到焦虑。当然，除了客观的应对方式之外，挖掘和探索诸如合理化、利他、幽默、升华这些内在的应对方式也很重要，这是心理志愿者能做的事情中最有意义和价值的部分。

（3）焦虑型人格。属于焦虑型人格的人，稍遇矛盾、危机和困难就会感到万分焦虑，他们的焦虑要么是遗传造成的，要么从小就已经形成，而并非完全是由当前的新冠肺炎疫情造成的，疫情只是起到了诱发的作用，其实，能诱发其焦虑情绪的事情很多，疫情只是其中的一个原因罢了。如果说当前的疫情能给人三分焦虑，那么，焦虑型人格的人就能表现出来九分，其中六分是固有的焦虑。因此，网络心理援助只需要将求助者的焦虑降低到六分即为成功，而非消除九分焦虑。

（4）投射性焦虑。简单地说，就是将其他方面已经存在的焦虑转移到当前事件上来表达，即转移目标表达焦虑情绪。例如，因孩子学习成绩不好而焦虑的家长会在疫情面前显得更加焦虑，但是，在归因时，家长却把焦虑全部归结为孩子不好好学习。面对有投射性焦虑的求助者，心理志愿者就应该双管齐下，既要让求助者领悟到焦虑的 2 个来源，又要帮助其丰富应对策略，增强其应对能力，从而确保其有效地缓解焦虑情绪。

2. 恐惧：在危险中感到着急

恐惧就是惊慌害怕，惶惶不安。此处的恐惧指的是恐惧情绪，而不是恐惧症。它的本意是指当个体面临某种危险情境刺激、主观上企图摆脱危险却又无能为力时，所产生的一种着急且强烈的情绪体验。虽然恐惧情绪是一种人们都不喜欢体验的情绪，但它也有着一定的积极意义，它能使人们远离引起危险的刺激，以确保自己的相对安全。例如，正是由于人们面对新冠病毒感到恐惧，所以才会加强自身防护，不仅要戴口罩、勤洗手、常通风，还要远离密集人群、潜在的传染源等，从而有效地确保了自身的安全。这是一种正常的恐惧反应，属于适度恐惧，无须调节和控制。虽然已经处在非常安全的地方，却难以抑制内心的恐惧，并且依靠自己和家人的能力也无法完全放松下来，这个时候，就需要高度关注了，尤其是当恐惧情绪难以抑制地被不断放大时，就需要寻求专业人士的帮助了。

正常的恐惧被放大的情况一般有 2 种：一种是当外界危险刺激远远超出人们对恐惧认知的范围而变得不可控时，恐惧情绪会被持续放大；另一种是出现替代性的创伤体验时会加剧并放大原有的恐惧情绪。这里需要简单地解释一下，替代性创伤就是并非亲身经历，而仅仅只是目睹或聆听了大量残忍、破坏性描述之后，恐惧体验的强度便持续增强，最终超过了自身的心理承受极限，从而使当事人感同身受，体验强烈的恐惧感。

处在恐惧中的人常常除了有明显的恐惧情绪体验以外，还会伴有心跳加速或心律不齐、呼吸短促或停顿、血压升高、脸色苍白、嘴唇颤抖、口干、身体冒冷汗、四肢无力等一系列生理变化，这些生理功能紊乱的情况，若不能得到及时调控，还可能导致更严重的躯体疾病发生。除此之外，恐惧还会对心理造成很大的影响，如会使人的知觉、记忆和思维过程发生障碍，失去对当前情景分析、判断的能力，并使行为失调。例如，在疫情刚开始暴发的时候，有些人去超市买东西，突然有个人脱掉口罩，并且在自己面前咳嗽了一声，便瞬间惊惶失措，如大难临头，连自己要买什么东西都忘记了，赶紧往回走，简直狼狈不堪。显然这种恐惧反应就有些超出正常的范围了。

恐惧本是人类的一种正常情绪反应，在这里，我们也只关注那些超出正常承受范围的恐惧情绪体验及其背后的常见原因，这对心理志愿者针对性地消除求助心理恐惧有非常重要的参考价值和指导意义。

（1）个人承受能力差。面对同样的恐惧刺激，不同的个体反应各不相同，甚至存在明显的个体差异，那些对恐惧刺激比较敏感、承受力差的人，其恐惧反应会格外强烈。这可能与其成长中的经历比较简单、应对恐惧的方式不够有效、个人心理素质比较差等因素有很大关系。在短暂的心理援助过程中，心理志愿者要着力挖掘求助者的自身优势，以增强自信心，尽可能丰富其应对恐惧的方式，增加备选项。

（2）受暗示性强。面对恐惧刺激，受暗示性强的个体必然会有更强的情绪体验，这具有遗传因素，在短时间内很难完全改变。但从应对恐惧的角度来讲，受暗示性强的特点也可以成为志愿者利用的一个重要方面。面对受暗示性强的求助者，可采用反向暗示或积极暗示的方式来增强其内心的积极体验。

（3）懦弱的性格。有些人天生就性格懦弱，胆小怕事，对任何恐惧刺激都会无原则地放大，并有着强烈的情绪体验，害怕独自面对恐惧，经常选择以回避的方式来应对恐惧。面对这样的求助者，企图改变性格的任何努力都是徒劳的，在短时间内，倾听、共情和及时的陪伴就能产生很好的效果，可以有效地增强其应对恐惧的力量感。

（4）错误的认知。按照认知心理学的观点，情绪的产生往往取决于个人的认知，有什么样的认知水平和认知观念，就决定了个人会产生什么样的情绪体验。面对恐惧刺激时，错误的认知可能会导致无法控制的恐惧情绪产生。对于存在认知错误的求助者来讲，要重点查验其认知中的问题，并对错误的地方进行辩论，加以纠正。

3. 抑郁：挣扎之后的无助感

提到抑郁，很多人可能会想到抑郁症，而实际上，抑郁和抑郁症之间虽然只差了一个字，意思却迥然不同，抑郁症是神经症中的一种心理疾病，而抑郁通常指的是一种常见的情绪——抑郁情绪的简称。抑郁症的患病率约为年患病率的1.5%，而抑郁情绪则可能人人会有。抑郁情绪主要是因为在生活中严重受挫、受创伤事件影响而产生的一种消极情绪反应。

虽然抑郁情绪是一种正常人都会有的情绪反应，却会给人们带来许多消极的体验，在抑郁情绪的影响下，人们不仅会出现情感淡漠、情绪低落、容易生气、思维迟钝、行动缓慢、判断力下降、记忆力变差等一系列的心理症状，还会出现便秘、恶心、呕吐、心慌、胸闷、浑身乏力、食欲减退、体重下降、身体疼痛、性欲减退、睡眠障碍等生理症状，最令人担心的是，若放任抑郁情绪随意发展，就有可能发展成抑郁症，从而引发更严重的心理危机。

其实，抑郁症的病人也常常会有抑郁情绪的系列表现，但性质与程度是完全不同的。抑郁情绪往往持续的时间比较短、症状反应程度比较轻，如果求助者的抑郁情绪程度很严重、持续的时间超过 2 周以上，学习、工作和生活等社会功能严重受到影响，还总是伴有自残、自罪、自伤、自杀的念头或者已经实施过相关行为，那么，他就不是简单的抑郁情绪了，而有可能是抑郁症了。如果是抑郁症就要建议求助者及时联系专业的精神科医生，因为，这种情况已经超出了网络心理援助的工作范畴，应该毫不犹豫地及时转介，这是对求助者负责的表现。

在网络心理援助过程中，面对有抑郁情绪的求助者，心理志愿者不要急于使用缓解情绪的方法和技术，而首先应该对抑郁情绪产生的原因进行深入分析，只有找准了抑郁产生的根本原因，才能有针对性地解决好问题。总体来讲，抑郁情绪的产生主要有 4 种类型。

第一种类型：自责导致的抑郁。从精神分析心理学的视角来看，自责是对内攻击的一种，持续的对内攻击可能会导致个体陷入抑郁当中。如果个体做错了事情或者行为上有过失，而自身道德感又比较强，那么，个体就会产生内疚感，自责就是平衡内疚感时产生的，若自责之后，内疚感仍然不能消除，个体就会暂时进入抑郁状态。例如，在新冠肺炎疫情暴发后，有些人因为自己不小心而感染了家人，事后感到特别内疚，不断自责，怪自己没有做好个人防护而累及家人；还有一些人不能正视亲人被感染的现实，怪自己事前对家人的叮咛和关心太少，从而陷入自责当中。这 2 种情况都有可能导致当事人陷入抑郁之中，情绪低落，难以自拔。面对这样的问题，心理志愿者要在第一时间做好对抑郁产生原因的分析和解释，并促使求助者领悟。

第二种类型：丧失导致的抑郁。精神分析学派的创始人弗洛伊德认为，丧失重要客体可导致人抑郁。对每一个人来说，最重要的客体就是父母及自己的养育者，当然也包括其他家庭成员。例如，有个别求助者的亲人突然离去，这导致其内心产生了巨大的丧失感，进而引发抑郁情绪。面对这种情况，心理志愿者一定要做到认真倾听、及时共情、耐心陪伴，提供及时、有力的心理支持对缓解抑郁情绪有一定的帮助作用。

第三种类型：受挫导致的抑郁。自体心理学的观点认为，抑郁是自恋的全能感或理想化受挫之后所产生的愤怒情绪转向攻击自身而导致的一种情绪。当正常的生活秩序突然被打破、美好的感觉被扰乱、理想在瞬间灰飞烟灭、亲人亡故、家庭破碎时，个体无法承受，无力改变，就会产生抑郁情绪。抑郁是一种心理受挫后的无助体验。这种类型的抑郁比较普遍，但程度比较轻，人群基数比较大。耐心倾听、及时共情，提供心理支持、改变其错误的认知观念有助于个体从抑郁中快速走出来。

第四种类型：环境诱发的抑郁。有 3 类人群的抑郁情绪容易受环境影响而被激活：一是气质类型属于抑郁质类型的人；二是内心感到孤独的人；三是人际关系单一的人。这 3 类人在新冠肺炎疫情的影响下，其抑郁情绪更容易被诱发出来。在网络心理援助中，消除环境的诱发因素显然是不太现实的，最重要的是要让求助者掌握必要的调节情绪技巧，为其提供必要的心理支持，以提升其适应环境的能力。

4. 强迫：控制不住的无意义重复

强迫的本意是施加压力使之服从。而在心理学中，强迫是指迫使自己服从于大脑中的某些无意义的观念和想法，进而反复地出现一些不可控制的念头或行为。强迫虽然与强迫症只有一字之差，但意思迥异，强迫症是一种典型的神经症，属于一种心理疾病，而强迫不是心理疾病，是一种具有强迫性质的心理症状，许多人有强迫的表现，比如说追求完美、力求整洁等，因此，两者在性质和程度上具有本质上的差异。如果对普通的强迫视而不见，可能发展下去最终会变成强迫症。

一般来讲，强迫的表现有 2 种：一种是强迫思维，一种是强迫行为。强迫思维是指某一种想法或观念反复在大脑中出现，个体明知无意义，却无法阻止；而强迫行为是指因为强迫观念的存在，导致个体持续反复出现不能控制的行为。

例如，在新冠肺炎疫情期间，一些人只要出门，回来之后就会反复消毒、反复洗手，明知一遍就可以了，还是忍不住要反复地消毒、洗手，这属于强迫行为；还有一些人晚上躺下来之后，要仔细地回想一下自己所经过的每一个地方以及每一个举动，以排除感染的可能，想完一遍不放心，还要再想几遍，明明知道有点过度谨慎了，但就是停不下来，这属于强迫思维。

无论是强迫思维，还是强迫行为，它们都有共同的特征：

（1）强迫是个体自己的内在冲动，而不是外界强加的。

（2）强迫反复出现，明知没有意义，却很难停止下来。

（3）强迫带给人的感受让人感到烦恼、焦虑却又无能为力。

（4）主观上反复控制和对抗强迫，但没有效果或效果不好。

（5）强迫会给人带来生活上的不便和工作效率的下降。

那么，是什么原因造成了人们的强迫呢？为什么有些人比较轻，而有些人会表现得非常严重呢？其背后的原因究竟在哪里？

根据笔者的调查研究，强迫的产生主要源于以下几个方面的原因：

（1）"头状核"出问题了。有研究表明，强迫的生理根源与大脑内部生化系统的不平衡关系密切。人脑内部有一个重要的部位叫作头状核。头状核是个过滤和转换信息的场所，就像汽车的变速器一样，它接收前脑的信息（前脑是计划、思考与了解的地方），然后向其他部位传递并驱动其他部位活动。如果头状核出现了问题，人的思考和动作就会变得奇怪。如果前脑受到外界的过度刺激，就会变得非常活跃，进而会消耗过多的能量，就像车子陷入泥淖中一样，不断地转动轮胎，却无法驶出泥淖，还可能会越陷越深。所以，要让车子离开泥淖，需用手排挡代替自动排挡，或者直接修理发生故障的变速器。换句话说，强迫其实就是由多余的没有过滤和转换的信息过度驱动的结果，需要通过医学的手段来改变脑部的生化平衡才能从根本上解决问题，但是，这可能需要花费数周、数月的时间。了解脑部引起强迫的原因，有助于提升认知水平，从而消除求助者"想要完全清除强迫症状"的不正确想法。虽然这种做法无法马上改变强迫，却可以让求助者"可以不必马上对强迫症状做反应！"解决强迫最有效的方式就是尝试着将强迫想法、感觉放在一边，然后做其他有意义、有价值的事情，以此来反作用于自己的大脑，进而恢复脑部的生化反应平衡。

（2）本身就是强迫型人格。这里所说的强迫型人格并不是强迫型人格障碍，而是一种带有强迫特征的人格类型，主要以追求完美、过度整洁、注意细节、行为刻板、观念固执、怕犯错误等为主要表现。在新冠肺炎疫情暴发期间，强迫型人格的人会特别注重讲究卫生、个人防护，甚至一个人在家不出门，每天要反复用酒精洗手很多次、一直戴着口罩、每天量十几次体温，尽管自己知道这么做很辛苦，也没有必要，但如果不这么做，就会觉得不舒服，甚至会感到难受。面对这样的求助者，可以对其强迫的表现赋予某种特定的意义，在肯定其强迫背后意义的同时，设定合理的强迫程度，将其强迫表现限定在一定的范围内就基本成功了，要想在短时间内彻底消除其强迫表现是没有意义的，也是徒劳的。例如，充分肯定求助者量体温的防护意义，与其讨论并将次数限定在每天 3 次左右，而不是千方百计地制止求助者量体温的行为。

（3）以强迫来缓解焦虑。强迫就意味着反复地进行着某种操作且难以控制。个体之所以如此反复操作，就是因为这种操作对个体具有某种意义，只不过这个意义尚未被察觉。一些人面临某种威胁而感到焦虑时，自然而然地就会出现某种反复行为操作。这种操作本身并没有意义，却会被个体赋予特定的意义，如此一来，这种操作就会被坚持下去。例如，洗手、通风、戴口罩是防护新冠病毒传染的个人层面可以做的为数不多的几件事情，于是，就会有人在这些方面表现得异常认真，反复洗手、频繁通风、不停地关注口罩。虽然这种过度操作并没有太多意义，却可以有效地缓解内心的焦虑。这样时间长了以后，这种操作就会成为一种仪式，好像只有如此操作了，自己内心的焦虑才能得到缓解。面对有如此强迫表现的求助者，可以在促使其领悟强迫行为背后的焦虑来源之后，再提供一些必要的缓解焦虑的方法和技巧。

5. 疑病：老怀疑自己得病也是一种病

此处的疑病指的是疑病倾向，而不是疑病症，两者有本质的不同。疑病症是一种神经症，属于精神疾病范畴，而疑病倾向则是正常人偶尔也会有的一种心理现象，即怀疑自己患有某病，进而过度关注自己的体征，从而使自己陷入过度的疑虑、烦恼和恐惧等不良情绪状态中。需要指出的是，疑病倾向虽然比较常见，但发展下去，有可能会成为疑病症，从而带来更为严重的后果。在新冠肺炎疫情期间，这样的例子非常多。

举个例子，李女士乘坐地铁回来之后，突然在朋友圈看到自己乘坐的地铁上有人确诊，有关部门正在寻找同乘人员，要求所有乘车人员自我隔离观察。突然间，她觉得自己体温开始升高，并伴有嗓子疼痛和咳嗽症状，于是怀疑自己是不是已经被感染了，赶紧到医院去检测，当结果为阴性时，她就放松了许多，但心里还是不踏实。2 天后，李女士又一次去医院检查，结果依然是阴性。按理说，李女士应该没有问题了，但是，李女士依然不放心，直到过了 14 天隔离期，李女士的检查结果依然是阴性，心理的疙瘩才悄悄解开了，这属于疑病倾向。如果李女士连续 4 次核酸检测结果都是阴性，但她无论如何也不相信检测结果，过了14 天的隔离期后，她继续进行核酸检测并自我隔离，没有谁能说服她，同时还出现焦虑、恐惧、睡眠障碍等一系列衍生症状，她坚信自己就是得了新冠肺炎，并持续变换方式继续反复寻求新的检查，以确定自己的怀疑是正确的。这个时候，李女士的问题就不再是一个简单的疑病倾向了，可能已经成为疑病症了。

有疑病倾向的人，除了持续怀疑自己有病之外，往往还会伴有以下几种症状：

（1）焦虑，即为自己是否真的患上了某种病而感到过度担心。

（2）恐惧，即害怕自己真的患上了自己一直怀疑的病。

（3）强迫，即反复思考和求医，以确定自己是否得了病。

（4）烦躁，即为自己到底病了还是没病感到困扰、烦恼。

（5）睡眠障碍，即因为病的问题难以入睡、早醒、多梦或常从睡眠中惊醒，睡眠质量严重下降。

在新冠肺炎疫情的影响之下，出现疑病倾向的人很多，他们虽然没有到过武汉及其周边疫情严重的地区，也没有亲友被感染，但是面对海量信息的冲击，仍会被不自觉地卷入其中，深受影响，常常会莫名其妙地觉得自己的身体出现了异样，例如，感觉体温升高，控制不住地反复去测量体温；总感觉自己喉咙不舒服，想找点药吃；打个喷嚏都紧张半天；听到媒体报道某种药对新冠有治疗效果，就会不顾一切地去抢购；听到媒体报道确诊和死亡人数就会心惊肉跳，进而导致症状难以缓解或持续加重。

综上，疑病倾向产生的原因主要有：

（1）受暗示性强。有些人天生受暗示性就比较强，凡事倾向于朝坏处想，朝不利于自己的方向想，好像不好的事情一定会发生在自己身上。与正常人相比，有疑病倾向的人会有更强的受暗示性，他们经常怀疑并竭力求证自己得了某种病，而正常人则是想通过检查来证明没有得某种病。在新冠肺炎疫情的大背景下，受暗示性强的人更倾向于怀疑自己可能被感染，从而不断地进行着自我暗示—怀疑有病—反复求证—结果正常—继续暗示—病情加重—再行求证的心理游戏。面对这种自我暗示性比较强的求助者，心理志愿者可在改变其认知的同时，进行反暗示或积极暗示来进行纠正。

（2）症状获益。简单地说，就是通过产生症状来获得一些好处，具体来讲，就是由于平时缺乏关注，只有在生病时才会被家人重视，于是通过怀疑自己生病并构造出一些虚假的症状或夸大现有的症状来迷惑自己，以引起别人的关注，从而缓解自己缺乏关注的状况。这里需要强调的是，构造虚假症状或夸大现有症状并非意识所为，而是潜意识的动作。由症状获益引起的疑病倾向一般运用解释的方法就能得到最直接、最有效的解决。

（3）向丧失的客体认同。这里的客体指的是与个体关系密切的重要他人，如配偶、父母、子女关系。例如，丈夫得了某种病而去世之后，妻子内心就会有一种"让我得同样的病，跟他一起去好了"的心理冲动，与客体得同样的病，具有同样的症状，就意味着他活在我身上，意味着妻子可以感受到丈夫的感受了。实践证明，因向丧失的客体认同而产生的疑病倾向更容易发展成疑病症。面对这样的求助者，一方面需要提早接受系统咨询，以合理的方式处理哀伤；另一方面还需要以精确有效的解释从根本上促进求助者的领悟，以消除其心理动力的来源。

6. 愤怒：忍不住想发火

愤怒的定义有广义和狭义之分。狭义的愤怒是指由于对某事或某人存在不满或反感而产生的一种情绪体验，而广义的愤怒就是指个体的愿望不能实现或某种行为受挫后所引发的一种不愉快的情绪体验。狭义的愤怒产生的原因往往和具体的人或事关系密切，而广义的愤怒产生的原因则多指由公共事件或客观现象引发的愤怒，这是两者的区别，而其共同之处就在于，个体都有一种不愉快的情绪体验。愤怒是一种原始的情绪，它表现在动物身上时，往往和求生、争夺地盘、食物、配偶等行为密切相关，所以会包含巨大的能量，而表现在人的身上时，也会由于原因的不同而充满不同程度的攻击性，除个人感受到愤怒的情绪体验之外，还会伴有许多辱骂、指责、讽刺、嘲笑的语言和攻击性动作，其结果不仅会伤害别人，还会累及自己。

在众多的消极情绪中，愤怒所带来的消极影响不仅多，而且危害性大。当愤怒暴发的时候，会引起全身的肌肉紧绷，使血压上升，血糖升高，心率加快，呼吸加速，肾上腺素分泌增加，引发心脑血管疾病的风险会大大提升；如果愤怒出现的频率过高，还可能伤害肝、肺功能，引起胃溃疡、心肌缺血、甲亢等一系列症状；如果长时间处在愤怒之中，脸上还会长色斑、使皮肤失色，从而加速衰老；如果一次愤怒到了极点，人就会突然变得注意力不集中、思考简单、行为冲动，很容易做出不理智的判断和决定，事后又会感到后悔莫及，甚至会引发死亡风险。

那么，人们产生愤怒的原因究竟是什么呢？

弗洛伊德认为，愤怒是一种攻击行为，从本质上讲，愤怒属于死本能，具有对外的破坏性和对内的自我毁灭性。死本能和生本能是对立的，是生命力的 2 种表现形式，生本能表现为追求生存与卓越，死本能则会导致死亡与毁灭，生、死本能是可以相互转化的，当死本能对外投注时主要表现为攻击他人，而愤怒是攻击他人时的主要情绪体验，适度地表达愤怒可以减少对内攻击的力度。

动物习性学的创始人洛伦茨认为，攻击行为是一种本能，攻击行为的驱动力来自有机体内部能量的不断积累，达到一定水平后就要通过适当的攻击行为予以释放，而与攻击相伴相生的便是愤怒。愤怒会引发攻击行为，攻击行为也会助长愤怒情绪。其实，愤怒的产生有其规律性和必然性，它并不一定是件坏事，关键是看以什么样的方式来表达愤怒，若不是以破坏性而是以建设性的方式来表达愤怒，那么，愤怒也可能具有一定的积极作用。

笔者认为，愤怒是一种心理能量的定向汇聚和集中释放，汇聚具有刺激性和累积性，释放则具有指向性和突然性。换句话说，愤怒可能会在一定时间内慢慢累积，逐渐汇聚，在受到某一个突然的刺激后会瞬间发作，暴发出来。虽然这一突然刺激只是一个小小的诱因，却可能会点燃之前累积的愤怒。因此，引导愤怒中的人对愤怒情绪的产生原因、表达程度、表达时机进行必要的觉察对从根本上消除累积因素影响、快速缓解愤怒程度有非常有效的作用。

在新冠肺炎疫情期间，由于许多人隔离在家，不能出门，许多原先准备要做的事情不能做了，许多重要的计划不得不终止，愿望和梦想突然破灭，甚至严重影响了生活质量和正常秩序，这必然会引发人们的不满情绪，随着隔离时间的延长，之前的心理平衡被逐渐打破，人们的愤怒情绪日益增加，于是，就开始表现出许多不理智的行为，先是在网上跟帖留言骂人、指责言谈举止有过失的艺人，然后就慢慢地演变成与家人拌嘴斗气、吵架打闹，甚至伤人毁物，寻死觅活。总之，内心压抑的情绪本来是指向新冠病毒，最后却鬼使神差地指向了自己身边最亲近的家人。家人们本是无心无意识，且刺激强度远远不够，但愤怒就是这样，之前指向谁并不重要，关键看现在是谁碰到了，谁激活了愤怒，愤怒就指向谁，并且一旦表达开始，常常会不可收拾，若无得力措施，它一定是难以控制的，直到内心积压的能量释放完毕，才会恢复到原来的平衡状态。

鉴于此，面对有愤怒情绪的人，可引导其将压抑的愤怒用艺术的形式升华，如用绘画、音乐、书法、写作等方式来升华压抑的能量。另外，还需要区分领悟愤怒的现实来源与深层来源，适度合理地表达愤怒，必要时，也可以教会求助者一些控制情绪的实用技巧和宣泄情绪的具体方法。

7. 失眠：原来睡觉是个技术活

睡眠是人的一种正常生理需要，对维持生命及身心健康非常重要。人的一生有约 1/3 的时间是在睡眠中度过的，良好的睡眠质量可以使人的大脑和身体得到充分休息，使当天的疲劳得以消除，为下一天的工作和活动做好准备。在常人看来，睡眠似乎是一件天经地义、无师自通的事情，但是有很多人常常失眠。所谓失眠，简单地说，就是指睡眠的正常规律被打乱，不能正常睡眠。失眠会引起记忆力下降、注意力减退、容易疲劳、经常头昏、精神不振、全身乏力等躯体反应，社会功能也会因此而受到一定的影响。调查显示，成年人出现失眠的比例高达 30%。

失眠一般有 4 种具体表现：① 入睡困难。一般情况下，上床后 40 分钟左右仍不能入睡，就算是入睡困难；② 睡眠深度不够，主要表现为入睡后容易惊醒，稍微有一些细小的声响就能把他们从睡眠中吵醒，醒来后再次入睡则需要更长的时间，甚至不能入睡；③ 早醒，即比正常觉醒时间提前了许多，却没有任何明显的直接原因；④ 睡眠总时间短，人的平均睡眠时间约为 7.5 小时，低于 6 小时就算是睡眠时间不够。据粗略估计，新冠肺炎疫情期间，失眠的人比平时增加了约 10%。有些人是单纯的失眠，还有些人的失眠则是众多症状中的一种，所以，在分析原因的时候，需要区别对待。

无论是失眠症还是单纯性失眠，常常会有非常复杂的原因，但概括来讲，主要有以下 3 种：

（1）情绪导致的失眠。情绪与睡眠的关系密切，稳定的情绪是良好睡眠的重要保障。调查发现，若入睡前产生焦虑、愤怒、恐惧、抑郁等消极情绪，入睡的时间就会延长，延长时间的长短与情绪反应强度关系密切，少则延长半小时到 1 小时，最严重的可能长达几小时，甚至彻夜难眠。即使这些消极情绪在入睡前能被很好地管控或调节，也可能还会引发早醒、多梦的现象，因为这些情绪并没有完全消失，而是延迟表达或选择在梦中表达。如果这种情绪一直挥之不去，那么，整体的睡眠时间和睡觉质量必然会受到严重影响。解决由情绪所导致的失眠问题，对情绪来源的觉察和探索非常必要，也非常关键。除此之外，还可以进行必要的认知调整、放松训练和催眠技巧的协助。

（2）疾病导致的失眠。一个身体健康的人常常更容易拥有高质量的睡眠，一旦身体出现消化不良、头痛、腰痛、背痛、哮喘、腹泻、肩周炎、关节炎、心脏病、糖尿病、鼻窦炎、溃疡病等身体疾病的时候，睡眠极有可能会受到影响。另外，持续服用某些影响中枢神经的药物也会影响睡眠，此类药物常见的有抗精神病药物（如氯氮平）、抗癫痫药物（如卡马西平）等。在网络心理援助过程中，若遇到求助者存在身体疾病，可直接转介或建议先寻找相关的专业医生，在接受药物治疗的同时，可以配合音乐、催眠等方式来辅助入眠。

（3）生活方式导致的失眠。有些人的失眠并没有明确的身体和心理原因，而是完全由生活方式本身引起的，如在入睡前饮用咖啡、喝浓茶、大量饮酒、进食、大量吸烟、打游戏、看电影等。若由生活方式因素导致的失眠，解决起来比较麻烦，除建议规范睡眠秩序之外，还需要帮助求助者培养并植入睡眠程序。所谓睡眠程序，就是指在睡觉前经常要做的事情所组成的序列，这个序列是睡前序曲，也是睡眠程序，只要在入睡前，按流程操作一遍，就能起到助眠的作用。例如，你每天晚上睡前会洗脚、刷牙、换睡衣，然后就能安然入睡，这是你的日常睡眠程序。如果突然停水，导致这些事情有一两件做不了，或者都不能做了，那么，你的睡眠就可能受到严重影响。因此，因生活方式紊乱而失眠的求助者，志愿者可以建议其逐渐地调整并恢复生活秩序，或适时地设计并培养适合自己的新的睡眠程序。

8. 进食障碍：连吃饭都成了问题

进食障碍主要指以进食及进食后行为出现异常为主要临床特征的一组行为障碍，其异常行为主要表现为贪食、厌食和呕吐，过度关注个人体重、体形。进食障碍在精神障碍分类中常归类于"与心理因素相关的生理障碍"，也是心身医学中常见的一类心身疾病，主要包括神经性厌食和神经性贪食。

神经性贪食就是止不住地暴食，之后又担心发胖，然后通过呕吐或排泄的方式减轻体重；神经性厌食是通过节食、拒食和呕吐的方式来避免进食过多，从而避免增加体重、影响身材。无论是贪食，还是厌食，都是个体主观上想回避却又无法回避且反复发生的行为，然而，从医学检查中又无法找出任何器质性病变。正是因为如此，进食障碍常常会使个体产生强烈的焦虑感、恐惧感、自卑感和无助感，进而影响睡眠、身体健康以及工作学习的效率。

进食障碍产生的原因主要有：

（1）特定情绪体验引起进食障碍。当人们在面临恐惧、焦虑、愤怒等消极情绪而感到无助的时候，常常会出现过度进食、拒绝进食以及呕吐的行为，其行为背后的心理意义有2个：一是通过尽可能多地占有资源和能量，以缓解这种消极情绪；二是采用减少占有资源和能量的方式，通过折磨自己来赢得别人的同情，以被动的方式调节情绪。两种行为的心理本质都是对内攻击，并且只具有更强的心理意义，而没有太多的现实意义，陷入其中的个体很难独自领悟其中的深层动机。所以，面对这样的求助者，最关键的是引导求助者先领悟自己行为背后的畸形动力，另外还要缓解其消极情绪，同时还需要对其进行必要的行为训练。

（2）失控感引发的进食障碍。控制感是人们对外界具有控制能力的一种心理体验，具备控制感的人能够与他人和谐相处、友好往来，如果丧失控制感，人们必然会感到焦虑、恐惧、愤怒、无助。如果个体对他人是完全失控的，却特别想获得控制感，以维持心理的平衡，那么，最无奈的方法就是通过对食物进行控制，想吃就吃，想吐就吐，想吃多少就吃多少，想吐多少就吐多少，以此来获得最低水平的控制感。如果不这样操作，个体将彻底、完全失控，进而陷入更深的焦虑、恐惧和无助当中，严重者还会有轻生的念头和行为。因此，有进食障碍的人，往往在人际关系上，尤其是在亲密关系中通常会存在一定的失控现象。这里的控制感并不是强调谁操控谁，谁受人摆布，而是说要获得一种良好人际互动带来的积极体验。所以，面对在现实中存在严重失控感的求助者，除了要促使其领悟自身在人际关系上的失控感之外，还要帮助其在现实中获得一定的控制感，并逐步丰富内外的控制感，以降低其从食物中获得控制感的动力。

（3）矛盾观念引发的进食障碍。有些人在成长的过程中，接受了某种与节食有关的观念，对自己的进食行为严格限制，使体重快速下降，但同时，内心也有维持正常饮食的强烈需要，2 种观念同时并存，不能顾此失彼，从而使个体存在着对食物的强烈矛盾心理体验，表现在现实中就是一方面想吃，一方面又怕吃，所以，最终就陷入吃了吐、吐了吃的奇怪而又矛盾的行为怪圈中。解决这一问题的最好办法是寻找并澄清其背后的矛盾观念，并对矛盾的根源进行探索和领悟，必要时也可辅助一些行为训练。

9.适应障碍：我该如何面对突发情况

适应障碍是指个体生活状况和生存环境突然发生明显变化时所产生的一种短期、轻度的情绪失调状态，同时还可能伴有一定程度的行为变化，但并不会出现精神病性症状。适应障碍的症状表现形式多样，内容复杂，不同群体间的差异也很大。

对于成年人来说，主要以焦虑、抑郁、愤怒、烦躁、恐惧、无助等负面情绪体验为主，部分成年人还会有一定的躯体症状，如失眠、头疼或腹泻。

对于青少年来说，主要以说谎、逃学、偷窃、酗酒、斗殴、早恋、破坏公物、破坏课堂纪律等侵犯他人的权益或与年龄不符的行为为主，个别人还可能出现违纪违法行为。

对儿童来说，主要以尿床、幼稚言语、吸吮手指、沉默、退缩、自我封闭、过度依赖父母等退行性行为为主要表现，个别儿童还会拒绝起床和上学。

实践表明，引起个体适应障碍的原因主要有 2 个方面：

一方面是外在具有刺激性的生活事件。典型的生活事件有很多，如亲人突然离世、离婚、失业、迁居、转学、患重病、经济危机、退休、封闭隔离等。这类生活事件会从客观上改变个体的生活环境和生存状态，对适应新环境和新状态提出了很高的要求，尤其是突然出现的新变化。就好比这次突如其来的新冠肺炎疫情，一夜之间，所有人开始封闭隔离，大家的生活规律和活动轨迹被打乱，都需要重新调整状态，以适应新的状态。在这个过程中，难免会出现因一时间无法适应而陷入困境的人。面对这样的求助者，心理志愿者的心理帮助应该从分析现实、提供信息和心理支持 3 个方面同时着手。

另一方面是个体内在主观的适应能力。研究表明，适应障碍的产生不仅与作为刺激源的生活事件的性质及严重程度有关系，还与个体的心理素质、认知水平、应对方式以及对社会支持系统的利用度等因素密切相关。面对同样的疫情，心理素质好、应对方式积极、善于利用社会支持系统的人适应新情况就会快一些，反之，则可能出现适应障碍的相关症状。这次新冠肺炎疫情就像一面镜子，借助这面镜子，所有人能清晰地看清自己的适应能力。面对由主观因素引起适应障碍的求助者，心理志愿者应多鼓励其学会挖掘并利用各种社会支持资源、掌握积极的应对策略、提升认知水平，以乐观的心态适应新的情况。

10. 急性应激障碍：该如何应对残酷的现实

先来界定 4 个概念：应激、应激反应、急性应激障碍和创伤后应激障碍。应激，也叫紧张或压力，其英文都是 stress，它的意思是指由危险或出乎意料的外界刺激（如亲人离世、自然灾害、恐怖袭击、突发疫情等）所引起的紧张状态。个体在应激状态下的反应就叫应激反应，面对危险和意外，个体的反应有积极的，也有消极的。积极的反应很多，如立即判明情况、思考对策、直面危险、果断行动应对危险和意外；消极的反应也很多，如思维迟钝、恐惧畏缩、神情恍惚、行动迟缓等。如果个体经历了严重的创伤事件或精神打击后，产生一系列的消极应激反应，进而导致精神障碍的产生，我们就称其为急性应激障碍。急性应激障碍的发生时间范围通常是从事发之时起到 1 个月之间不等；如果消极的应激反应在创伤事件或精神打击之后超过 1 个月的时间，所产生的应激障碍就被定义为创伤后应激障碍。本小节，我们重点讨论急性应激障碍。

急性应激障碍的症状表现主要有 3 个方面：

（1）生理方面，主要表现为心动过速、血压升高、出汗、面赤、遗尿、肾上腺素水平升高等自主神经症状。

（2）心理方面，主要表现为意识范围狭窄、清晰度下降、视觉听觉定向障碍、言语缺乏条理、对周围事物感知迟钝、情绪反应强烈、情感反应迟钝、记忆力和判断力下降、思维迟钝、行动持续回避、迟缓等，严重者还会出现短暂的思维松弛、幻觉、妄想和人格解体等精神病性的症状。

（3）社会功能方面，有急性应激障碍的个体常常社会功能突然减退、部分丧失或暂时性完全丧失，如不能正常坚持工作、不能保持规律的生活秩序、不能像平常一样学习。

急性应激障碍的产生虽然有主观的因素在起作用，关键还是与应激源的性质及刺激强度的关系非常密切。引发急性应激障碍的应激事情主要是重大的突发事件，如严重的交通事故、亲人突然死亡、婚姻破裂、身患癌症、家庭财产被抢劫等创伤性体验，除此之外还有战争、洪水、地震、火灾、风暴、泥石流、重大疫情等严重威胁生命安全和造成财产巨大损失的灾难。面对这些严重的应激源，心理志愿者除了提供一定的心理支持外，还应该联合其他的心理救援力量，向求助者提供必要的物质援助和方法指导。

11. 创伤后应激障碍：心灵深处的"定时炸弹"

前面已经提到了创伤后应激障碍，这里再做进一步的明确界定。创伤后应激障碍是指个体在经历了严重的创伤事件或精神打击后，导致的个体延迟出现和持续存在的一种精神障碍。这些严重的创伤事件或精神打击包括遭遇火灾、洪水、地震、泥石流、重大疫情或目睹他人受灾、受害、死亡等。

创伤后应激障碍的一般临床表现主要有 4 个方面：

（1）不能控制地反复体验创伤。主要表现为，在创伤性事件发生之时或之后1 个月内，个体并没有出现严重的应激反应，甚至还表现出积极的反应，但是在1 个月之后或者 3 个月之后，甚至在更长的时间以后，个体突然出现了难以抑制的痛苦体验，这些体验本应该在事发当时出现，却由于个体当时忙于具体事务或难以面对创伤，将创伤深深地隐藏在内心深处，没有及时地表达自己的痛苦感受，而在事过境迁之后，才一个人反复体验当时就已经产生却没有表达的痛苦体验。

（2）刻意回避某些情境和场所。主要表现在个体经常持续地回避与创伤情绪有关的情境、拒绝出现在与创伤性事件有关的相关场所、不愿意与创伤性事件有关的人员会面、不想任何时间提及与创伤性事件有关的任何信息，甚至个别人还会出现选择性遗忘，即忘掉与创伤性事件有关的事件或细节。例如，遭遇过洪水、地震、火灾、重大疫情的幸存者就可能会出现类似的表现。

（3）异常警觉或过度警惕。处于创伤性应激障碍的个体，警觉性会突然增强，主要表现在过于紧张、身体僵硬、情绪不稳定、易惊觉、易激惹、判断力下降、注意力不集中、血压上升、心动过速、心悸、心慌、麻木、失眠、梦魇和闪回（忽然感觉到自己正在经历以前经历过的创伤事件）等一系列心理生理反应，个体的这种防御状态虽然对维护其心理的安全感觉非常重要，但这种反应对个体来讲，所消耗的心理、生理资源特别多，容易导致个体身心疲惫，对现实事务难以应对。一些从地震、火灾中逃生出来或目睹亲人受害的人，内心常常充满了悔恨、痛苦，如同惊弓之鸟，很容易受到外界的影响，整天过度警觉、焦虑不安。

（4）社会功能受损。实践表明，有创伤性应激障碍的人，其社会功能一般会在不同程度上受到影响，比较轻的可能表现为工作效率下降，生活质量下降，减少人际交往，严重的表现为调换工作岗位、辞职，回避一切社会交往，整日酗酒、喝咖啡，并可能会产生药物依赖。

截至2020年5月底，新冠肺炎疫情在全球大流行，造成几百万人感染、几十万人死亡，除死者家属外，一线抗击疫情的医护人员也备受影响，每天冒着生命危险，在高强度的压力下工作数十小时，目睹各种生离死别，对其内心造成了巨大的影响，很容易产生创伤后应激障碍。

需要强调的是，创伤后应激障碍对青少年及儿童的影响远远大于成年人，严重者可能会造成儿童产生人格障碍和精神分裂症，或促使其世界观、人生观、价值观发生扭曲。

究其原因，创伤后应激障碍的产生主要与以下3方面因素有关：

（1）与应激源的性质与刺激的强度有关。创伤性应激障碍的产生离不开重大应激事件的刺激，这些重大事件主要包括地震、洪水、泥石流、瘟疫、战争、车祸、抢劫、强奸、家庭暴力等意外的、危险的应激源。这些应激源都具有偶然发生、难以控制、破坏性大等特点，是造成个体产生创伤后应激障碍的重要原因。前来求助的人往往正在遭受影响并已经产生了相应的后果，作为心理志愿者，所能做的事情就是要尽快展开专业的心理援助，防止当前的创伤事件造成难以逆转的后果，同时加强个人防护，预防患者受到二次伤害。

（2）与个人的身心素质及个性特征有关。面对同样的刺激，不同的个体有不同的反应，这不仅与个体的性别、年龄、婚姻状况、经济状况、社会地位、工作状况、受教育水平等因素有关系，还与个体的身体素质、性格特征及气质类型密切相关。一般来说，受教育水平低、收入一般、社会地位低下的年轻女性和身体健康状况差、性格内向、气质忧郁的人更容易产生创伤后应激障碍。面对这样的求助者，心理志愿者除了运用创伤处理的技术来处理创伤外，还要持续提供强大的心理支持。

（3）与个人的应对方式有关。面对同样的应激性事件，采用不同防御方式的个体会有不同的症状表现。总的来说，创伤后应激障碍与隔离的防御方式关系非常密切，使用隔离的防御方式就意味着个体将创伤体验先行压抑，深度隔绝，看起来丝毫未受创伤影响，之后却出人意料地猛烈暴发。如果在应激事件发生之后立即采取积极的应对方式，充分依靠社会支持系统的防御功能，适时进行技术干预，寻找专业帮助，让创伤体验能够及时得到关注，就能很好地预防创伤延时表达。如果创伤后应激障碍已经发生，后期在应对创伤时，不要盲目地激活创伤，而要在专业力量的帮助下将改变应对方式及处理创伤有机地结合起来，在更长的时间范围内处理创伤，不要急于快速解决，否则会欲速则不达。

第五章　心理志愿者要常备"十二把镰刀"
——网络心理援助中常用的 12 种技术与疗法

通过前面的介绍，我们应该明白，网络心理援助不是单指网络心理咨询，它是一个综合性的心理援助行动，其中包含了网络心理疏导、网络心理咨询及网络心理危机干预等多项内容。因此，在网络心理志愿者的"工具箱"中也要随时储备好各种不同的"工具"，以便随时应对各种不同的突发情况。由于网络心理援助的特殊性，心理援助技术的选择和使用受到许多限制，所以，在选择和使用心理援助技术时，要重点考虑技术本身的优、缺点以及对网络的适应性，必要的时候，心理志愿者还可以根据具体情况对一些技术进行调整和改进，以便更好地适应网络环境，从而达到更好的心理援助效果。本章将结合我们心理援助团队针对新冠肺炎疫情的网络心理援助实践，为大家介绍心理援助中常用的 12 种技术与疗法。

1. 倾听：听似无声却有效的咨询技术

倾听是一种参与性的咨询技术，是心理咨询展开的第一步，也是建立良好咨询关系的前提条件。倾听要求心理咨询师在接纳求助者的基础上，认真聆听求助者的语言表达，并全程积极思考、适时回应、主动引导，以达到帮助求助者澄清问题、建立关系、促进宣泄的目的。

倾听虽然是以聆听为基础，却不同于聆听，聆听就是要集中精力、认真地听，而倾听则是在此基础上适时回应，这个回应不仅包括身体前倾的动作表达，还有语言层面的积极鼓励，同时还伴有工作态度上的高度专注和思考上的持久深入。我国著名心理学家车文博认为，倾听技术要求心理咨询师学会认真聆听来访者的讲话，认同其内心体验，接纳其思维方式，以便设身处地地理解来访者，得到来访者的信任。

笔者认为，倾听是心理咨询中不是技术的技术，是所有技术的基础技术，是处在最低位置的高级技术。之所以这么说，是因为倾听似乎人人都会，却不是人人都能做好的，善于倾听的人在倾听的过程中就完成了咨询。毫不夸张地说，不会倾听的心理咨询师就不会做咨询，不擅长倾听的心理咨询师也做不好咨询。

那么，作为一名心理咨询师，究竟该如何倾听呢？笔者从以下3个方面来回答这个问题。

（1）倾听，听什么？听到的内容决定了思考的结果和方向，听到什么，就会影响想什么，那么，作为心理咨询师，在倾听的时候到底应该听什么呢？

一是要听求助者通过语言内容、语音语调所表达出来的信息。这部分信息停留在意识层面，求助者自己能够清楚地觉察到，而心理咨询师只要认真倾听也能听清楚、听明白。例如，求助者语言中的悲观、无助、失望，情绪中的紧张、焦虑、恐惧，语音语调中的起伏、顿挫和急缓，等等。

二是"听"求助者在表达过程中的非语言信息。在心理咨询当中，重要的不是心理咨询师听求助者说了些什么，而是听他没说什么，没说的那部分可通过肢体语言、口误、沉默等方式表达出来，这些现象可能在表达的过程中，求助者自己并没有注意到，但心理咨询师在倾听时应该听出其中隐含的意思。举一个例子，一位求助者一边摇头，一边对心理咨询师说自己睡眠很好，说完便陷入沉默之中。心理咨询师若只听其语言，便无法理解其真实的意思，从其肢体语言和沉默的表现中方可窥探真相。

三是听出求助者的潜意识信息。这些信息往往被求助者用潜意识的编码机制加工过（潜意识的编码机制有象征、凝缩、置换和润饰等）、处理过。如果心理咨询师不翻译、不转换就无法理解其深意，如求助者向心理咨询师讲述了一个无关紧要的故事，故事中提到了一个焦虑、矛盾的人，求助者表示了自己对他的同情。若只听其表面意思，心理咨询师必然会不解其意，但如果按照潜意识的编码机制来翻译，心理咨询师便会发现，求助者的真实意思是在表达自己内心很焦虑、很矛盾，只是潜意识中使用一个无关紧要的故事的主角来置换自己而已。

（2）倾听，怎么听？倾听虽然强调的是听，但绝不止于一个听字，一名成功的倾听者至少应该做到以下 4 点：

一是只听不说。这并不是说心理咨询师在整个咨询过程中只听求助者说话，自己一句话不说，而是说在咨询的过程中，至少有一个阶段或有一部分时间，心理咨询师是在完整地聆听求助者表达的，而不会去随意干扰。

二是边听边想。简单地说，就是心理咨询师要在聆听求助者倾诉的过程中，不能只限于听，还要全程思考，尽管思考是无声的，却要全程伴随。这个过程，心理咨询师表面上非常平静地聆听，但大脑在飞快地运转，求助者在任何一个地方停下来且需要心理咨询师说话的时候，心理咨询师都应该及时而又准确地回应。

三是边听边说。倾听虽然以听为主，但心理咨询师也绝不是不说话，而是以简单的语言来鼓励求助者彻底倾诉。因此，在倾听过程中，心理咨询师要说的语言就有限定了，不能长篇大论，喋喋不休，而是要以简单的语言来回应求助者，以引导求助者多表达，如咨询师可以用"嗯""没错""是的""好的""继续""为什么""确实如此""请继续说下去"等一些简单词语或句子引导求助者继续倾诉。

四是多听少说。从语言表达的量上讲，心理咨询师在运用倾听技术时，所说的话应该是极少的，即便是要说，其目的也只是为了引导求助者多表达，而不是要表达自己独立的观点。倾听技术看似简单，但做起来并不容易，尤其是对于那些可能会在咨询中进行自我暴露的心理咨询师来说，多听少说是一种挑战，也是一种考验。

（3）倾听时该注意什么？倾听虽然看起来简单，其意义却非常重要，不仅是为了完整地收集信息，建立良好的咨询关系，更重要的是能让心理咨询师从全局的角度理解求助者。为了能正确地倾听，心理咨询师应该避免以下 3 个误区：

一是急于下结论。在没有涉及求助者相对完整的信息时，急于下结论，急于做评判，这是倾听技术运用的最大误区，也是初学者最容易犯的一个错误。说简单一些，这只是技术运用不纯熟的问题，如果说得再深刻一些，这应该是心理咨询师缺乏实践的表现。克服这一误区的正确做法是要多觉察自己内心的冲动，并控制自己的冲动，然后聚焦于求助者的一言一行、一举一动。

二是倾听不专注。在倾听过程中，如果求助者所说的问题太具体、详细或者突然偏离方向，心理咨询师可能会显示出不耐烦，然后会通过提问打断求助者，这是求助者倾诉过程中常见的问题，心理咨询师应及时引导求助者回到原来的表达方向上，而不是马上转移话题来干扰求助者之前的思维，因为，这种做法会显得心理咨询师不够专注，也不够专业。一名优秀的心理咨询师，应该在倾听的时候，将自己的注意力均匀地分配到求助者所说的每一个问题上，包括细节。从表达内容上讲，细节或许没有多少意义，但是从表达形式上讲，细节则往往承载着难以觉察的规律。

三是回应不恰当。在心理咨询师倾听的过程中，显示心理咨询师专业性的不仅仅是听的过程，其回应是否恰到好处更能反映心理咨询师的专业程度。不恰当的回应主要有回应强度超过期望的程度、回应方向偏离表达重点、回应占用的时间过长、回应中时机选择不准确、回应内容与求助者的倾诉无关等。恰当的回应是简短的、引导性的，是以鼓励求助者更加深入、完整、彻底地继续表达为目的，而不是其他。

上面的内容，虽然一直在强调倾听技术的基础性和重要性，但是，倾听也具有非常广泛的适用性，尤其是在网络心理援助中，倾听技术显得格外重要。尽管没有在现实的环境中，心理志愿者也应该选择一个安静且不受打扰的环境，以专业的态度来倾听求助者的倾诉。在针对新冠肺炎疫情网络心理援助的早期阶段，有一些求助者并没有特别严重的心理问题，只是感到焦虑、恐惧、无助、悲观，一个人承受不来，家人又无法理解，于是就特别需要有一个人走近自己，理解自己，倾听自己的诉说。在这种情况下，心理志愿者并不需要做太多的工作，专注地倾听是其中必不可少又非常重要的事情。

曾经有一名网络求助者，是一位 25 岁的研究生，她从武汉回家 10 天后，看到新闻上说武汉封城了，内心一阵后怕，虽然自己没有任何发热、咳嗽的症状，却陷入焦虑、恐惧和悲观的情绪中，整夜失眠，甚至把自己关在房间不想出来。当她看到公益心理援助的人员名单时，她选择了笔者。当咨询开始的时候，笔者并没有说太多的话，主要是以倾听为主，并辅之以共情和解释，40 分钟过去了。当她把自己的从学校回家到心理咨询的经过及感受讲述完之后，突然明白了，自己所担心的问题可能就在坐动车回家时，后面有一位乘客咳嗽得特别厉害，当时她没在意，甚至忘记了这件事，但后来想起来却感到害怕。充分地倾诉之后，她感到平静了许多，焦虑减轻了许多，睡眠质量大大提升，也没有之前那么恐惧了。后来的事实证明，她并没有感染新冠病毒，只是一个人无法承受焦虑和恐惧，也不相信父母的安慰，而需要专业人士来倾听她的焦虑和恐惧，所以，倾听在整个咨询过程中起到了至关重要的作用。

这里要特别强调的是，倾听技术在网络心理援助过程中是一个运用得非常普遍的技术，尤其是对问题不严重的求助者来讲，这个简单的技术可以起到很大的作用。当然，倾听技术也并不总是单独使用，它常常与共情一起使用，才会显示出更好的咨询效果。

2. 共情：与求助者的情绪情感共舞

共情，也叫神入、同理心，是人本主义学派创始人罗杰斯提出的一个重要概念，它指的是心理咨询师理解求助者特有的经历并可以相应地做出回应的一种能力。具体来讲，就是要求心理咨询师在与求助者交流时，能换位思维考进入求助者的内心世界，感同身受地体验求助者的情绪情感，并做出恰当的回应，其目的是要让求助者感觉到自己被心理咨询师真正地理解了。

尽管共情是人本主义学派提出的概念，却被广泛应用于各个流派的咨询中而成为心理咨询的基础概念和技术。一般来讲，共情包含 3 个含义：

一是心理咨询师借助求助者的语言和行为，深入求助者内心去体验其情绪情感和思维过程。

二是心理咨询师借助于已有的知识和经验，把握求助者的情绪情感体验与其经历、思维、人格之间的联系。

三是心理咨询师运用咨询技巧，把自己的情绪情感体验传递给求助者，以影响求助者并获得相应的反馈。

共情在心理咨询中非常重要，它建立在倾听的基础上，是倾听的延续，也是倾听之后的必要反应，是建立牢固的咨询关系的重要手段。当求助者被真正共情的时候，其内心的焦虑、抑郁、愤怒等消极情绪以及压抑的感受便会得到无形的释放，那是一种被看见、被理解、被支持的感觉，是一种坠落山崖而无助时却突然发现即将获得帮助时的希望感，是一种穿透语言外壳而直击心灵深处的被洞悉感，是一座跨越陌生人之间鸿沟的桥梁。在共情的引领下，心理咨询师能够扩展自己的边界，到求助者未探索的空间中建立更深入、更真诚、更持久的关系。共情虽然不是一项独立的心理咨询技术，却可以产生独立的咨询效果。

作为一名心理咨询师，要把共情做好，也并不是一件容易的事情。优秀的心理咨询师在成长的过程中，总是把提高共情能力作为首要的训练内容。一位心理咨询师朋友曾经告诉过笔者，他在接受专业训练时，为了提高自己的共情能力，通过模仿求助者的某些动作或表情来促使自己体内产生与求助者相同的神经递质，以确保与求助者有相同或相似的神经心理过程，从而具备理解求助者的生理心理基础，甚至他有时在听求助者说自己产生某种症状时，他也在自己身上构想出类似的症状，其目的就是为了与求助者更好地共情，以快速建立与求助者之间的信任关系。

如果在心理咨询中，心理咨询师缺少共情，咨询就会出现各种状况，主要表现有：求助者感到失望，认为心理咨询师对自己并没有真正的关心；求助者觉得受到伤害，因为心理咨询师并没有进入求助者的框架中理解求助者；影响求助者的自我探索，使求助者减少表达的欲望；影响咨询关系的建立和发展，从而限制更加深入地探索；经常会导致求助者阻抗，影响咨询进程；等等。

心理咨询师要在咨询中做到共情，通常有 5 个步骤：

第一步，认真倾听。心理咨询师在共情之前，首先要认真倾听求助者所表达的完整内容以及内容中所包含的情绪情感体验，没有认真的倾听，就没有沟通的方向性和进一步的发言权。

第二步，完全接纳。认真倾听的同时，心理咨询师还应坚持客观中立的立场，对求助者所表达的内容及情绪情感不做任何评判，全部接纳，这是共情的必要环节。

第三步，主动表达。在心理咨询师认真倾听并接纳求助者表达的过程中，适时地主动表达自己的真实感受，既是对求助者的真诚回应，也是增加信任关系的最好时机。主动表达不是主观表达，而是一个积极主动却理性客观的表达。例如，求助者伤心地讲述完一件事情之后，心理咨询师可以这样共情："这真是一件令人伤心的事情！"或"听完这件事，确实让人感到伤心！"而不是生硬地说一句："我理解你的感受！"或"我也感到很伤心！"

第四步，启发思考。当心理咨询师与求助者成功地共情之后，从心理层面上与求助者距离更近了一些或者已经站到了一起，在这种情况下，心理咨询师便有机会启发求助者觉察内在感受的来源，以及这些感受与外界所发生事件之间的内在联系。

第五步，引导行动。自我觉察只有影响到了行为才会真正地发挥作用，当求助者有了一定的觉察之后，心理咨询师还要引导求助者进一步表达自己的思考内容与过程，并与之进行讨论，进一步协助求助者及时总结经验，确保以后遇到类似情形时，能积极主动地自我调节，以减少发生消极情绪的概率。

这里，特别需要强调的是，心理咨询师要成功地表达共情，应注意以下几个问题：

（1）心理咨询师在表达共情时，先要换位思考，站在求助者的位置上来体验求助者的感受，然后再回到客观的立场上表达自己的真实感受，而不是一直站在自己的角度看待求助者的问题。

（2）共情的基础不是追求与求助者相似的经历和感受，而是要具备换位思考的能力，能够设身处地地理解求助者的情绪情感体验。

（3）心理咨询师表达共情要把握时机和程度，恰到好处的共情才能起到共情的作用，共情过度，只会让求助者无所适从、不知所措。

（4）心理咨询师表达共情不仅要通过语言，还要学会通过肢体语言、面部表情和语音语调等方式来表达。

（5）心理咨询师表达共情要根据求助者的性别、年龄、职业、民族、文化习俗等灵活选择不同的共情方式。

（6）心理咨询师表达共情，不是一次性的表达，也不是反复的表达，而是根据情况需要，适时、灵活、适度地表达，并可在得到求助者的反馈后及时修正，然后根据情况决定是否需要再行表达。

在网络心理援助中，共情是心理志愿者必须牢牢掌握的重要技术。在针对新冠肺炎疫情的心理援助行动中，我们的志愿者团队成员专门就共情技术进行了针对性的训练，要求大家在运用共情技术时一定要在认真倾听的基础上，深入体验求助者的情绪情感，并结合求助者当前的处境，合理而又巧妙地运用共情技术。为了更好地运用共情，我们要求所有心理志愿者必须实名持证上岗，并公布自己的私人联系方式，以最真诚的方式投入网络"心理抗疫"的援助行动中，从而在前期的宣传阶段就赢得了求助者的信任，为后续心理援助行动中心理志愿者运用各种咨询、疏导、干预技术开展援助工作打下了良好的基础。

3. 放松训练：身心放松即疗愈

放松训练技术，即通过放松来获得身体的舒适和心情的平和，这对于缓解紧张、焦虑、愤怒等消极情绪非常有帮助，可以使人在短时间内振奋精神、恢复理性、消除疲劳、稳定情绪，增强个人应对现实的能力。放松训练的核心原理是巴甫洛夫的高级神经活动学说。按照巴甫洛夫的观点，兴奋和抑制是神经系统的两个基本对立过程，一个人的神经系统不可能同时处在兴奋和抑制状态，要么兴奋，要么抑制。

此处，为了把放松技术说得更清楚一些，需要引入一组分类和两个概念。

一组分类是神经系统的分类，即人的神经系统从大的方面可以分为周围神经系统和中枢神经系统。中枢神经系统包括脑和脊髓，周围神经系统包括躯体神经和内脏神经，内脏神经又包括了交感神经和副交感神经。

两个概念，一个叫扩散，一个叫集中。扩散是指在一定条件下，兴奋与抑制在身体的某一部位产生后，并不会停留在原发点，而会向周围皮层蔓延传播，使得周围的部位也产生同样的神经过程。与扩散相反的是集中，集中就是兴奋和抑制过程，从扩散开的皮层区域向原发点靠拢集中的现象。

基于以上引入的两个概念和一组分类，我们再回过头来看放松的原理。放松就是神经系统的抑制状态。当一个人感到紧张、焦虑、恐惧、愤怒时，他的交感神经系统必然处在兴奋状态，这种兴奋状态会向周围不断扩散，于是，人的紧张、焦虑、恐惧和愤怒就变得难以控制了。此时，需要用放松的方法使人的神经兴奋过程转变为抑制状态，个体才能借助放松训练进入身体的舒适和心情的平和状态，进而获得暂时的疗愈。

那么，采用什么样的方法才能让处于神经兴奋状态的个体放松下来呢？总体来说，主要有3种放松方法：

（1）肌肉放松法。肌肉和神经系统的关系非常密切，所有的肌肉运动受神经系统支配，而肌肉运动又会反作用于神经系统。换句话说，当肌肉处于紧张状态时，神经系统就会随之兴奋，而神经系统的兴奋也会引起肌肉的紧张。因此，当我们人为地制造肌肉的紧张状态时，神经系统就会进入兴奋状态，而当我们松弛肌肉时，神经系统也会随之进入抑制状态，即放松状态。基于此，当个体处在紧张状态时，我们就可以通过人为控制肌肉运动来反作用于其神经系统，进而让整个神经系统进入抑制状态，即放松状态。这就是肌肉放松法的原理。

下面介绍一组简单的肌肉放松操作方法。

第一步，准备工作。寻找一个相对安静的环境，选择一个舒服的姿势，可以靠在沙发上，也可以躺在床上，或者躺在铺着垫子的地板上。确保整个放松过程不受外界干扰，光线明暗适宜，穿上宽松的衣服，不要戴任何饰物，把眼睛闭上或戴上眼罩。

第二步，放松顺序，即头部、肩部、胸部、腹部、手臂、腰部、臀部、大腿、膝盖、小腿、脚部。

第三步，放松方法。选定部位—集中注意力—让肌肉紧张起来—维持紧张状态—慢慢解除紧张—肌肉进入松弛状态。然后更换身体部位，依次循环放松。

我们以手臂的放松为例来讲述具体的放松方法：同时伸出左右手，握紧拳头，把注意力集中在两个拳头上，然后慢慢使劲握拳，保持 3 分钟，慢慢松开拳头，体验放松的感觉，不要做任何控制，让这种放松的感觉向其他部位扩散。

接下来，我们再以肩膀为例说说放松的方法：同时伸开双臂，在胸前交叉折叠，双手使劲抓住后背，同时双肩向上耸，保持 3 分钟，然后慢慢松开，直至伸开双臂，体验放松的感觉，不要做任何控制，让这种放松的感觉向其他部位扩散。

其他部位的放松依次进行，让身体某个部位紧张起来的方法很多，大家可以根据自己的喜好来决定，只要先人为制造肌肉的紧张状态，然后再回归放松状态，就可以达到放松的目的，一次肌肉放松 30 分钟左右，症状严重者可以适当延长时间。

（2）想象放松法。众所周知，我们经历了一次令人紧张的事件，再次回忆的时候，可能还会感到紧张，甚至越想越紧张。同样的道理，我们有过一次放松愉快的经历，再次回忆时，我们同样会感到放松愉快。神经心理学研究发现，在人们感知客观事物的过程中，大脑皮层里会留下许多痕迹，而痕迹之间会建立起暂时的神经联系。人们的经验越多，这种暂时神经联系就越丰富。暂时的神经联系形成之后，不是一成不变的，而是会经常不断地变化、不断地补充、不断地修改，进而会形成一些新的神经联系，这些神经联系就是想象的生理基础，新的神经联系的形成过程也就是想象的生理机制。

神经心理学研究表明，大脑是人体的神经中枢，所有的神经指令是从大脑发出的，无论是有意识的随意想象，还是无意识的想象，它们的神经过程同样受大脑支配。当个体因经常想到令人焦虑、恐惧的画面而感到痛苦不堪时，其神经系统必然是处于兴奋状态的，此时，我们可以通过主动地去想象令人放松的画面来抑制神经系统的兴奋状态，进而让个体进入放松状态，并让这种放松的感觉在全身扩散。

想象放松的实施比较简单，一般有 3 步：

第一步，准备工作。先确定自己是否处在一个安静而不受外人打扰的环境中，选择一个舒服的姿势斜靠在沙发或床上，调暗光线，闭上眼睛或戴上眼罩。

第二步，开始想象。先排空自己大脑中正在出现的杂念，回忆自己曾经去过的一个温馨、舒适、轻松的情境，想象自己现在置身其中，象征性地体验曾经体验过的放松感觉；如果真实情境不尽如人意，也可以根据需要，对场景及人物进行加工、调整和改变；如果实在难以进入自己曾经经历过的场景，也可以以现实为基础，虚构一个能令自己放松的环境，以确保自己始终是放松和愉快的为宜。例如，想象自己曾经去过的一片海边沙滩，先是一个人躺在沙滩旁边的一片绿草地上，享受着温暖的阳光照耀在身上的感觉，微风吹过自己的脸颊，送来淡淡的海水味道和一群海鸟的欢叫声，双手轻轻地抚摸着沙滩，沙子从指间如同水一样流走，感觉非常惬意；接下来，慢慢地起身，走向不远处的海边，光着脚走在沙滩上，双手提着鞋子，双脚陷入沙子中，海水轻轻地亲吻着自己的双脚，不时地传来"咯吱——咯吱——"的声音……

第三步，结束想象。整个想象的过程维持 30 分钟左右，当感到身体完全放松下来之后，就可以慢慢睁开眼睛或取下眼罩。

（3）深呼吸放松法。大脑不仅是人体的神经中枢，也是身体各个器官的指挥中枢，拥有氧气的优先使用权。身体各个部位可以缺氧，唯独大脑不能缺氧。如果人的大脑缺氧，就会出现头晕、头痛、耳鸣、眼花、四肢软弱无力，继之有恶心、呕吐、心跳加快、记忆力下降、精神萎靡、思维迟钝、焦虑不安等症状。心理学研究表明，当人处于焦虑、紧张、恐惧等消极的情绪状态或情绪波动比较大的时候，大脑的耗氧量会快速增加，进而会使大脑处于缺氧状态，不仅导致焦虑、紧张、恐惧进一步加剧，还会引发记忆力下降、思维迟钝、意志减退、容易冲动等消极反应，而深呼吸可以快速地补充大脑的缺氧状态，缓解由大脑缺氧引发的一系列症状，并让身体恢复到一个理想状态。

深呼吸放松对环境的要求比较低，操作起来也比较简单，具体说来，共分3步：

第一步，准备工作。选择一个安静的环境和一个舒适的姿势，闭上眼睛或者戴上眼罩，集中注意力于一点。

第二步，深呼吸的过程。首先是练习呼吸，体验第一波放松的感觉，呼气的时候，一定要呼透，呼透之后，再呼一口；在吸气的时候，一定要吸足，吸足之后再吸一口。在呼吸转换之间，你会体验到一种放松的感觉，然后让这种放松的感觉扩散开来。整个呼吸的过程一定要慢、要稳。当体验到第一波放松的感觉时，不要控制，要让这种感觉继续在全身扩散，10 个深呼吸为 1 组，连续做 10 组。在这个过程中，要持续觉察自己的感受及变化。不断地调整呼吸，让自己的身体始终保持在放松状态，直到自己满意方可停止放松训练。

这里需要强调的是，在整个深呼吸训练的过程中，如果能配合指导语就更好了，指导语的目的主要是引导求助者注意觉察不同部位的身体感受及变化。

第三步，结束深呼吸训练。深呼吸放松训练的整个过程约为 30 分钟。结束之后，慢慢地睁开眼睛或者取下眼罩。

上面给大家简单地讲述了放松训练常用的 3 种方法：肌肉放松法、想象放松法和深呼吸放松法。这些放松方法简单实用，方便易学，应用广泛，既可以由心理咨询师指导求助者来完成，也可以由求助者自己独立完成；既可以在地面心理咨询中使用，也可以在网络心理援助中应用。对于突然感到紧张、焦虑和恐惧的求助者，既可以根据情况选择 3 种放松法中的 1 种单独使用，也可以将 3 种方法组合使用，还可以与其他技术结合起来使用。一般通过认真训练之后，求助者都能很快地放松下来，恢复暂时的平静。若一次放松不能达到效果，心理志愿者也可以反复指导求助者训练放松，或建议求助者按照操作流程，在家中独立反复训练，直到完全放松下来为止。

4. 穴位叩击：中西合璧的情绪调节"神器"

心理咨询的很多流派特别注重发展对求助者的情绪快速处理的技术，如国内外一直比较流行的情绪快速处理技术 EFT，即情绪释放技术（Emotional Freedom Technique, EFT）。EFT 是由美国的心理工作者盖瑞·奎格（Gary Craig）牧师根据罗杰·卡拉汉（Roger J.Callahan）博士的思维场疗法（Thought Field Therapy，TFT）发展出来的一种情绪释放技术，可以在短时间内迅速而有效地释放负面情绪和一些挥之不去的心理创伤或阴影。EFT 是基于中医经络穴位的理论，加上现代人对身心交互作用的理解，针对人体的几个重要位置（穴位）进行适当敲打，并结合一些当下的情绪描述，即可在几分钟内释放某一种负面情绪或某种心理创伤。但经过反复实践后发现，此技术仍存在许多可以改进的地方，如对敲打部位的选择不够精确、命名缺乏本土化特色、结合其他技术不够灵活等问题。于是，本土心理咨询师综合中医经络理论、神经心理学、心身医学以及积极想象等理论及疗法，将此技术进一步改良，使之成为一项相对独立的情绪处理技术，并取得了比较显著的实践效果，特将其命名为情绪释放的穴位叩击技术，简称穴位叩击，即通过对身体指定穴位进行叩击来实现消极情绪的快速处理。其原理是将富集于大脑中枢神经系统的、与负面情绪及心理创伤有关的神经递质通过叩击驱散到大脑以外的其他部位，从而稀释负性神经递质的消极影响。

穴位叩击应用广泛，操作简单，易学好用，具体实施可分 3 步：

第一步，准备工作。选定一个安静而不受打扰的环境，光线明暗适中，坐在椅子上或者斜靠在沙发上，闭上眼睛，确定自己想要处理的消极情绪或创伤，并集中注意力，在大脑中以画面的形式呈现引起情绪和创伤的画面，体验自己的情绪和创伤，并以 10 分量表来评估其程度，最低为 1 分，最高为 10 分，一般评分在 5 分以上可选择使用穴位叩击法。

第二步，叩击过程。首先确定指定的叩击穴位，用来叩击以缓解压力的主要穴位有 6 个，从上到下依次是攒竹穴、瞳子髎、承泣穴、人中穴、承浆穴、天突穴，如图 5-1 所示。在叩击的时候，食指与中指并拢弯曲，用指肚叩击，轮流从上至下叩击，每个穴位叩击 10 次，力度要大一些，依次叩击 5 ～ 10 轮。

第三步，结束叩击。整个叩击过程大约持续 20 分钟，之后可以用 10 分量表进行评价。若评价分数仍然较高或者没有变化，可再延长 10 ～ 20 分钟。叩击结束后，求助者可以慢慢地睁开眼睛。

应用穴位叩击处理情绪或心理创伤时，为了能够达到良好的效果，需要注意以下 3 个问题：

（1）穴位叩击对由急性应激引发的消极情绪，包括抑郁、焦虑、恐惧等负面情绪有良好的效果，尤其是对闪回症状有特别好的处理效果。

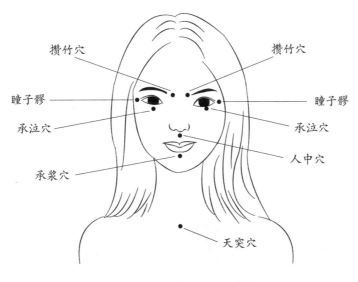

图 5-1　叩击常见穴位示意图

（2）穴位叩击过程中配合想象时，可由求助者自己独立想象，也可由心理咨询师来引导，不过，无论哪种方式，想象一定要逼真生动，最好是在充分体验到情绪或心理创伤感受时再进行叩击，会达到最佳效果。

（3）叩击时，一定要按顺序从上到下叩击，叩击的力度要以求助者能承受为限，叩击最好有节奏感，每秒钟叩击 1 次，间隔时间不能太长，也不要太短。在一天之内可多次叩击，直至达到满意的效果为宜。

穴位叩击在网络心理援助中，方便、快捷、实用、有效，是每个志愿者应该掌握的情绪处理技巧，心理志愿者可以为求助者现场演示，教会求助者自主使用穴位叩击技术。求助者既可以直接在咨询中操练，也可以在咨询结束后自行操练。

5. 安全岛：心灵深处的临时避难所

安全岛就是安全岛技术，关于安全岛技术的来源，通常有 2 种说法：第一种说法认为安全岛技术是由原始的萨满术演变而来的，萨满术是萨满教在原始信仰基础上发展起来的一种以祭祀、驱邪、祛病等为主的宗教信仰活动，如图 5-2 所示。经过长期演变所形成的安全岛技术，目前已经发展成心理咨询和危机干预的一项重要技术，其目的就是帮助求助者在内心寻找或建立起一些有用的东西，从而达到支持、保护、安抚、支撑的作用。心理学家路易丝•雷德曼（Luise Reddemann）和乌尔里希•萨克赛（Ulrich Sachsse）曾指出，安全岛技术对于向求助者提供心理支持和及时建立安全感特别有帮助，尤其是对于心理创伤后应激障碍以及有自伤、自杀风险的求助者有很大的帮助。

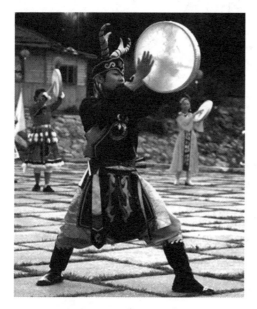

图 5-2　萨满师施术

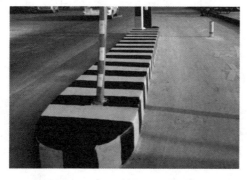

图 5-3　马路中间的安全岛

第二种说法认为安全岛技术是受马路上的安全岛启示而提出的。我们平时在过马路时，如果马路比较宽，需要两次才能穿过马路，在第一次绿灯时间，可先到达道路中央的安全岛，然后在第二次绿灯亮起时，再走剩下的路程。安全岛存在的目的就是为了让人们养成安全过马路的好习惯，如图 5-3 所示。恰恰是这样一个安全岛的设置使心理学家从中受到了启发，于是在心理咨询和危机干预中提出并运用安全岛技术，其意义在于，让求助者在面临危机时，可以通过安全岛技术获得内心的暂时安全，以度过心理上的危机。

那么，何谓安全岛呢？笔者认为，安全岛只是一种象征性的说法，并不一定是个岛，它只是一个自己感觉最安全、最舒适的地方，这个地方可以在你内心深处，可以是你曾经到过的地方，可以是家中的沙发和床，也可以是户外的沙滩、海岛，还可以是曾经让自己安心惬意的地方，甚至可以是一个你想象中最理想的地方。当一个人出现心理危机或者情感受挫的时候，可以想象自己到安全岛上寻找庇护，从而获得暂时休养生息的机会。安全岛是一个保护性的、充满爱的、有安全感的地方，也是一个具有心理象征意义的地方，如果求助者能在内心建立起安全岛来，焦虑、惊慌、恐惧、痛苦、绝望等消极情绪体验就可以得到一定程度的缓解，更重要的是心理危机也可以借助安全岛得以缓解和消除。

安全岛技术是稳定化技术中非常重要的一种，在各种灾难之后的心理援助中，曾经发挥过很大的作用。马斯洛说，安全是人类最根本的需要之一；荣格（Carl Gustav Jung）说，安全感是人的第一愿望。安全感意味着可以掌控，可以预见，而失控或不可控则意味着危险，意味着不安全。而安全岛技术则是让我们在不安全的状态下寻找片刻的安全，以恢复和集聚心理能量，然后再去应对危机和挫折。

安全岛技术的使用常常需要满足 3 个条件：

（1）咨询关系比较牢固，求助者对心理咨询师有充分的信任。

（2）求助者能接受安全岛技术的干预，并愿意积极配合想象。

（3）求助者的问题适用于安全岛技术的应用范围。

如果条件满足，心理咨询师就可以根据咨询需要，适时选择运用安全岛技术，帮助求助者构建自己的安全岛，以度过心理危机。

在网络心理援助中，安全岛技术是心理咨询和危机干预的重要技术，是心理志愿者必须掌握的核心技术，具体的操作包括以下几个步骤：

第一步，做好准备工作。在对生活中受到心理创伤或遭遇挫折的求助者使用安全岛技术时，首先要做的事情就是先让其平静下来，找一个安全且不受打扰的地方坐好或躺下，保持身体的稳定性。

第二步，放松身心。这一步主要是引导求助者综合运用想象放松法和深呼吸放松法逐渐放松身体，保持情绪稳定、心态平和，为下一步的引导做好准备（具体方法可参考放松技术的相关介绍）。

第三步，寻找安全岛。这是一个非常重要的环节，引导的方法和技巧很重要，直接关系到安全岛技术的使用效果。下面给大家提供一个寻找安全岛的引导语模板，以供参考。

"现在，你可以在想象中寻找一个安全的地方，在那里，你能够感受到绝对的安全和舒适……这个地方只有你一个人能够到达，你也可以随时离开，你可以带上有用的东西、友善的人，以及可以为你提供帮助的一切……你可以在这个地方再设置一个绝对安全的范围，在那里，一切都由你来安排……别着急，慢慢想，耐心等一等，你就能找到这么一个神奇、安全、惬意的地方……如果你找到了，就告诉我……这就是你的安全岛，属于你的安全岛，世界上最安全的地方。"

如果在寻找安全岛的过程中，求助者的想象中出现了不舒服的画面或者感受，不要急于处理，也不要太过在意，跳过它们，继续寻找，直至找到安全岛。

第四步，建设安全岛。如果求助者想象的安全岛是一个一应俱全的地方，什么都不用操心，那说明求助者的内心已经初步具备了安全感，或者说能自带安全感，那这一步就可以跳过。如果求助者所找到的安全岛是什么都没有，或者存在危险的象征，这说明求助者内心确实缺乏安全感，那就需要建设安全岛，这个过程非常关键，直接影响到求助者的安全感最终能否建立起来。具体建设安全岛的引导语可以这样说："现在，你需要花一点时间来建设这个安全岛，以确保它绝对安全和更加舒适，你需要有一点耐心，仔细梳理一下，你都缺少一些什么样的东西，而这些东西可以在安全岛找到，只是需要你亲自去找，找到它们，你就可以建设和装饰你的安全岛了……你可以动用一切你想得到的器具，比如交通工具、日用工具、各种材料，当然还有魔力、一切有用的东西……安全岛建设好以后，你可以环顾左右，看看是否真的感到非常舒服、非常安全，可以让自己完全放松……如果还有不满意的地方，还可以继续把它建设得更加安全一些。"

第五步，再确认安全。安全岛建设好以后，反复确认安全感受非常重要，这不是重复的工作，而是干预的重要内容。具体可参照的引导语如下："现在，请你用心检查一下，用身体感受一下，四处走一走，看看是不是真的已经感到完全放松了、绝对安全了、非常惬意了……如果没有达到你理想的标准，你还可以重新建设你的安全岛，直到它让你完全满意……接下来，你可以将你满意的安全岛向我描述一下，它是什么样子的？你有什么样的感受？我会认真地听你描述。"

如果求助者在描述安全岛的时候，突然又想调整什么地方，或者感受突然不好，想改变一下安全岛的布局，这都是可以的，也是必需的，这些都是求助者内心安全感正在建立和已经开始改变的信号。

第六步，体验安全感。这一步的主要目的是进一步增强求助者对安全感的体验，强化求助者的心理支持。可以参考的引导语如下："现在，请仔细体会，你的身体在这样一个安全的地方，都有哪些感受……你看见了什么……你听见了什么……你闻到了什么……你的皮肤感觉到了什么……你的肌肉有什么感觉……呼吸怎么样……腹部感觉怎么样……请你尽量仔细地体会现在的感受……如果你在岛上感觉到绝对安全，就请你用自己的身体设计一个特殊的姿势或动作，用这个姿势或者动作标记你现在的安全感，以后，只要你一摆出这个姿势或者做出这个动作，它就能帮你在想象中迅速地回到安全岛上来，并且能立即感觉到现在的舒适和安全。"

这一步也很关键，设计姿势或动作的做法其实就是用肢体语言设计一个心锚，以便随后唤醒，这个动作的设计要尊重求助者的意愿，要求尽可能有特点且具体，容易操作才行。

第七步，从安全岛上回到现实。这个步骤主要是为唤醒求助者，帮助他返回正常状态，并给予鼓励。可以参考的引导语如下："现在，请你带着这个姿势或者动作，全身心地再体会一下在这个安全岛上内心感受。然后，撤掉你的这个动作，平静一下，心中慢数 3 个数，然后慢慢地睁开眼睛，回到现实中。"

使用安全岛技术需要注意 3 个问题：

（1）安全岛技术是深度的治疗技术，运用安全岛技术进行危机干预之前，一定要熟练本技术，切忌盲目使用。

（2）在使用安全岛技术时，遇到复杂的情况时，一定要灵活处置，不可太过教条，必要时可综合运用多种技术。

（3）安全岛技术的引导语需要在具体情境中根据情况随机调整，以适应新的情况，不可固守参考模板。

6. 冥想：一种深度的身心放松奇法

冥想这个词来源于梵文的 dhyana，翻译成汉语就是"禅"。南北朝时，它由达摩祖师传到中国，又由中国传到日本，在日本叫 ZEN。在西方的词典和语言里找不到 dhyana 这样的词汇，而是被翻译成 meditation，意为心灵的药物。因为它来源于 meditation（药物）这个词汇。冥想也因此来自于 meditation 的翻译，有时人们也会把 meditation 翻译成静心、静修。

从字面的意思来看，冥，其本意是幽暗不明，引申为头脑愚昧、不明事理，也指人死后所去的阴间；想，就是思考、回忆、想象、打算。冥想连起来就是通过思考和想象去除妄想执着，克服愚钝，制服欲望，完善心灵，以告别负面情绪，重新掌控生活。采取科学的运动方式进行冥想训练，能让人达到一种身心放松和感觉敏锐相结合的理想状态。

冥想和中国的气功、印度的瑜伽术如出一辙，主要是通过闭目守静，把注意力集中到一点，在大脑的神经网络里形成一个新的优势兴奋中心，从而抑制其他部位的兴奋。《黄帝内经》记载："恬淡虚无，真气从之，精神内守，病安从来？"在古人看来，"气"是宇宙万物生化的根本，在人体内起作用的是真气，真气运行如果减弱，甚至受阻，身心会逐渐衰弱，各种疾病就会乘虚而入。无论是中国的气功，抑或是印度的瑜伽术，都和冥想放松法有关系。它们并不是神秘的"奇术"，而是有科学的理论支撑，对于人的身心健康大有裨益。

关于冥想的科学研究很多，分别从不同角度证实了冥想的价值和意义，笔者选取了一些具有代表性的研究与大家分享。

美国威斯康星大学心理和精神病学教授理查德·戴维森认为：坚持训练冥想3个月，大脑分配、集中和转换注意的能力将得到大大提高。

日本著名医学博士春山茂雄从大量临床实践和科学研究中证实，经常冥想的人，其大脑能分泌出大量的内啡肽，它不仅能改善大脑，保持脑细胞的年轻活力，还能使人产生心情愉快的感觉，使免疫功能增强，防止老化，预防疾病，提高疾病的自愈能力。

日本东京都府立医科大学的渡边泱博士、河内明宏和鸭井和实医生等人合作进行了瑜伽冥想时脑电波的变化实验研究，结果发现，冥想后大脑中会大量出现β波，β波会使人的脑中枢感到爽快、调和，可以有效地缓解癌症、精神病、神经症等疾病的致病因素。

冥想在网络心理援助的备选技术中是一个非常重要的选项，它方便实用，好学易会，效果显著，若能持续练习，会有更好的效果，对于那些曾经有过冥想或瑜伽练习经验的人，冥想是一个难得的好方法，既可由心理志愿者陪伴引导，也可以自己单独操作练习。下面就以一种最简单的方法来说明冥想的具体操作步骤。

第一步，准备工作（3～5分钟）。心理志愿者可以引导求助者双腿交叉坐在沙发或者坐垫上，左脚后跟尽量贴近身体，抬右脚放在左小腿上，左右脚交替放，尽量放到大腿上，如果感觉到痛，不要硬来，慢慢调整，直到让自己感觉舒适为止。

第二步，用心凝视（5～10分钟）。求助者手里可以拿着事先准备的东西，如苹果等，反复仔细地观察它的形状、颜色、纹理脉络，然后用手触摸它的表面质地，感觉是光滑还是粗糙，再闻闻它有什么气味。

第三步，闭上眼睛（5～10分钟）。引导求助者身心处于完全放松状态，回忆和回味这个苹果给自己留下了哪些印象？此时此刻的感受是什么？

第四步，全身放松（10～15分钟）。倒数10个数，排除杂念，放松肌肉，集中精力地想象自己越变越小，钻进了苹果里。看看苹果内部是什么样子？感觉到了什么？里面的颜色和外面的颜色一样吗？

第五步，积极暗示（15～20分钟）。暗示求助者走出苹果内部，恢复到原来的样子。记住刚才在苹果里面所看到的、尝到的和感觉到的一切，然后做深呼吸10次，慢慢地顺数10下。睁开眼睛，会感到头脑非常轻松而又清爽。

以上只是一种常见的简单的冥想方法，还有其他各种各样的方法，而且每种方法有不同的引导语，在此不一一赘述了。求助者可以在心理志愿者的帮助下完成1～2次冥想练习，然后可以自己坚持每天早起、中午、睡前各做一遍，坚持1周左右就会有非常明显的效果。

在网络心理援助中，使用冥想技术时应该注意以下几个问题：

（1）不要让求助者在刚吃饱饭时进行冥想，否则，容易引起身体不适，进而影响冥想的效果。

（2）在冥想前应让求助者大肠排净，膀胱排空，保持相对空腹状态比较合适。

（3）冥想虽然可以逐渐消除愤怒、恐惧等消极情绪，但是不要让求助者在非常愤怒、非常恐惧的时候去冥想，因为在这种状态下，求助者根本无法进入冥想状态。

（4）在志愿者参与的时候，一定要全程做好陪伴和指导工作，最好以视频的方式来完成，尽可能不要选择音频的方式进行冥想。

7. 眼动脱敏疗法：眼球转动中的疗愈密码

眼动脱敏就是眼动脱敏与再处理（重要 Eye Movement Desensitization and Reprocessing，EMDR）。眼动脱敏疗法是美国心理学家弗朗辛·夏皮罗（Francine Shapiro）创造的一种对心理疾患有效的神奇疗法。说它神奇，是因为心理咨询师运用眼动脱敏疗法时只需要伸出一两根手指来引导求助者的目光左右移动，同时进行有关的提问，就能使求助者的消极情绪得到有效缓解，从而其让心情平静下来。

据夏皮罗介绍，1987 年的一天，患病中的她在公园散步，一些令她烦恼的事情一直萦绕在心头，久久挥之不去。但是，当她散步结束，从公园出来的时候，发现感觉已经非常好了。如果是普通人可能会认为，在公园散步能缓解人心中的烦恼。不过，细心而又敏感的夏皮罗并没有这样认为，她仔细地回想了一下自己在公园散步时所发生的一切，突然意识到当自己大脑当中浮现令她烦恼的事情时，她特别留意路两边行人的反应，于是在想着这些事情的过程中，眼睛左边看看，右边看看，生怕别人看出她的想法，就这样，等散步结束的时候，之前那种令人烦恼的事情居然烟消云散了。当时，夏皮罗很吃惊，于是，她猜想，是自己眼睛的左右转动导致了自己情绪的改变。

带着这样的好奇，夏皮罗开始和同事招募了许多志愿者来进行实验研究，结果发现，这种情况下的眼动过程和人类进入睡眠过程中做梦时的快速眼动（快速眼动睡眠，人在入睡后做梦的时候眼球会快速地左右转动，而处于无梦状态时，眼球是不转动的）情况是类似的。心理学研究表明，做梦是人类心理世界的一种自动修复机制，是一种恢复平衡、释放情绪和补偿失落的健康心理活动，所以，同样在我们醒着的时候，如果能够使眼球主动地左右运动，也可以激活大脑的自动修复机制，进而起到修复心理的作用。

之后，眼动脱敏疗法开始广为流传，被广泛地应用于心理咨询、心理援助和心理危机干预中。实践证明，眼动脱敏疗法对各种压抑的情绪问题具有良好的干预效果，尤其是对心理创伤后应激障碍有很好的治疗功效。

那么，为什么简单的眼球转动就能起到如此大的作用呢？其背后的原理究竟是什么？其实，这背后的原因并不复杂。研究表明，人们经历过的创伤记忆和消极情绪等负面信息通常会被储存到大脑右半球的身体知觉区，这会使大脑本身的调适功能和正常神经传导通路受阻，因此造成了认知上的执着感和情绪上的不适感。在这种情况下，让双眼的眼球左右规律性移动，可以加速脑内神经传导活动和认知处理的速度，进而使阻滞的负面记忆被动摇，让正常的神经活动畅通起来，加速与之相对应的神经递质的传递。所以，人们认知的执着感和情绪上的不适感会由此得到疏解。

下面笔者结合个人使用该技术的一些经验，为大家简要介绍一下眼动脱敏疗法的基本操作步骤。

第一步，初步访谈。通过访谈，确定求助者的具体症状，并评估其严重程度（以 10 分量表来让求助者自我评估，最低为 1 分，最高为 10 分），评估其是否适合眼动脱敏疗法。如果不适合，则改用其他方法；如果适合，则进行第二步。

第二步，技术准备。向求助者说明眼动脱敏疗法的基本原理、应用过程和可能产生的效果，并做好解释，以消除求助者的疑虑，确保求助者能在该疗法的具体实施过程中做到认真配合。

第三步，指导练习。教会求助者学习并掌握眼动脱敏疗法的操作过程，并确定求助者是否能从中感受到放松。具体操作要领如下：做深呼吸让自己先平静—把注意力集中到你处理的情绪上—尽量回忆与情绪有关的事情（或灾难画面）—

双目直视正前方—保持头部不动，让眼睛尽可能地左右移动—坚持数次之后结束。

第四步，再次评估。在针对某一症状进行反复操作之后，对其进行再次评估，确定其程度是否降低，如果没有降低或没有明显降低，可继续操作，如果有明显降低，则进行下一步。

第五步，认知重置。为了巩固 EMDR 的治疗效果，可进一步检索最初症状背后的消极认知，并以积极的认知取代消极的认知。

第六步，串联扫描。在大脑中，把原来的消极情绪或灾难画面串联在一起进行想象，形成一个新的神经反应模式，并反复练习多次，直到可以自动反应。

第七步，准确结束。通过放松训练，让求助者保持心态平和、情绪稳定。

第八步，最终评估。让求助者对总的疗效和治疗目标达成情况进行评估，并确定是否需要下次治疗以及下次治疗的目标。

在网络心理援助过程中，眼动脱敏疗法特别受心理志愿者的欢迎，因为它方便实用，简单易学，疗效明显，即使在电脑或手机视频上也可以照常操作，效果丝毫不打折扣。在我们针对新冠肺炎疫情的网络心理援助中，眼动脱敏疗法是所有心理志愿者非常认可的一项咨询技术，在整个心理援助过程中发挥了非常大的作用。

8. 积极想象疗法：睁着眼睛做梦的治疗技术

积极想象是荣格在 1935 年前后提出来的术语。积极想象技术是荣格心理分析理论体系的主要技术，被荣格称为"一个睁着眼睛做梦的过程"。荣格认为积极想象是一种主动沟通潜意识和自主性意象的心理治疗技术；达里尔·沙珀（Daryl Sharp）在《荣格心理学词典》中曾把积极想象定义为通过自我表达的形式来吸收潜意识的方法，这种方法要求在清醒意识的觉察中让潜意识自发涌现。笔者认为从神经心理角度来看，积极想象是一种主动通过想象激活神经网络系统并对其进行积极的定向重组和持续固化，以帮助个体提高情绪稳定性、减少失败感，进而缓解焦虑、恐惧、抑郁和愤怒情绪的心理治疗技术。众所周知，正常人的神经系统都有相对稳定的状态和功能，当受到外界的强烈刺激后，这种相对稳定的状态和功能就会发生紊乱，进而会引发个体出现一些相应的心理症状。积极想象是以想象的方式主动对紊乱的神经系统进行重组和固化，以恢复神经系统原有的功能或赋予神经系统新的功能，从而更好地适应新问题、新情况，以达成新的身心平衡状态。

一般来讲，积极想象有 2 种基本形式：一种是言语性想象，主要通过想象和对话的形式进行，心理咨询师需要全程做好记录和分析讨论工作；另外一种是非言语性想象，主要指求助者把大脑中想象的东西，用绘画、雕塑、舞蹈、沙盘等艺术方法呈现出来，再与心理咨询师共同分析讨论。其实，不论哪一种想象形式，目的都是一致的，都是要帮助求助者实现对潜意识的觉察。当意识和潜意识能够连通起来时，求助者就可以获得顿悟和修通，其人格系统就会逐步完善起来，生活也会因此而重新恢复平静。

积极想象技术在刚刚提出来的时候，荣格就广泛地将其应用于梦的探讨中，除了从梦中生动的意象里获得象征意义之外，荣格还特别注重梦者在梦中的身体反应以及情绪感受，强调让梦者自己去体验与感受梦境，进而理解梦所传递的意思。

虽然说积极想象是"一个睁着眼睛做梦的过程"，但它与白日梦不同。白日梦主要是个人主观的发挥，总是停留在个人日常体验的水平；而积极想象则要遵从潜意识的表达，其生动的想象情境会吸引或迫使个体积极参与，从而演绎出一种新的情境，而潜意识内容也会被清晰地展现在清醒的意识状态中。荣格认为，积极想象是一种意识与潜意识因素之间合作的超越性机制，由积极想象所产生的意象，具备其在精神生活有序发展与转化过程中所需要的所有因素与材料。他认为梦者对梦的理解比心理咨询师更重要。心理咨询师要做的是不逃避、不评判、不攻击，帮助梦者真诚地面对自己的内心世界，并做到无条件地接纳与包容，从而引导梦者认真地体验和感受。

在网络心理援助过程中，心理志愿者可以单独运用积极想象技术，也可以和梦的分析技术、意象对话技术、绘画治疗技术等结合起来使用。当求助者允许内心的意象逐渐浮现出来，特别是触及内心深处的情结时，求助者可能需要忍受非常强烈的羞耻感、愧疚感、愤怒感、空虚感、绝望感、恐惧感、无力感等种种强烈的情绪情感体验，这可能会导致求助者产生阻抗或防御，从而影响心理援助的效果。因此，在使用积极想象技术时，心理志愿者要尽可能做到中立、节制、包容、接纳。

在网络心理援助中运用积极想象技术时要注意"两极化"现象：

一种是迷恋"好"意象。当求助者无意识中呈现菩萨、天使、大鹏鸟、黄金、莲花、珍珠、宝石等各种美好的意象时，这或许是代表求助者人性中美好的一面，或许意味着自性化成长有了阶段性的提升，或许是有其他象征、寓意……但是，无意识呈现的意象有时未必就是真实的心理世界，也可能是意识的作用，即使确实出现好意象，也不必过分迷恋、过分执着，如果还将其作为达到某个境界、某类层次的标志，这很可能是幼稚、浅薄的，甚至还会阻断成长的道路，离成长越来越远。

另一种是排斥"坏"意象。如果在积极想象中出现了恶魔、巫女、猛兽、妖怪等具有压抑、攻击和死亡的意象时，也不要急于修改这些"坏"的意象，虽然求助者可能会显示出更为痛苦、焦虑和绝望的情绪感受，情况似乎变得更加糟糕了。有可能这些意象与过去的某种情结密切相关，不可轻易放过，心理志愿者只要能坚持中立、节制、包容、接纳的态度和高度的自我觉察，坚持一段时间，就会发现，出现这种意象和现象，恰恰象征着求助者已经开始有勇气、有能力面对真实的自我，这些意象蕴藏着很多能量和机遇，是转化的第一步。如果由于心理志愿者在意识层面不能接受或非常排斥这些"坏"意象，真正的问题就会被掩盖了，更可惜的是失去了面对真实自我、整合自我的宝贵机会。

归根到底，积极想象中的意象本身并无好坏之分，它只是求助者心境和状态的象征性表达而已，心理志愿者要尽可能做到中立、节制、包容、接纳。

最后还需要强调的是，"不能把积极想象技术作为'包医百病'的灵丹妙药"。只有那些有一定的自我省察能力、勇于探索内心自我、能承受心理分析"阵痛"的求助者，才能从积极想象技术中获得更多的益处，而对那些有严重精神障碍，包括间歇性精神病、重度人格障碍以及不信任积极想象技术或没有愿望深度探索自我的求助者，最好不要使用积极想象技术。

9. 合理情绪疗法：认知正确，方有合理情绪

合理情绪疗法是由美国著名心理学家阿尔伯特·埃利斯（Albert Ellis）于20世纪50年代提出的，该疗法的核心观点认为引起人们情绪困扰的并不是外界发生的事件，而是人们对事件的态度、看法、评价等认知内容，因此要改变情绪困扰并不是致力于改变外在事件，而是要改变认知，通过改变认知，进而改变情绪。要把合理情绪疗法说清楚，就必须先从埃利斯的情绪 ABC 理论说起。

在情绪管理 ABC 理论中，A 指的是诱发性事件（activating event），即导致个体产生情绪反应的诱发事件；B 指的是个体在遇到诱发事件时的信念（belief），即对诱发事件的看法、解释和评价；C 指的是个体的情绪及行为的结果（consequence）。情绪管理 ABC 理论认为，诱发性事件 A 只是引起情绪及行为反应的间接原因，而 B 才是引起情绪及行为反应的更直接的原因，C 只是事件 A 在 B 的作用下所产生的结果。假如信念是非理性信念或者是错误的、不合理的信念，就会导致恐惧、焦虑、抑郁等消极情绪。人们的消极情绪就是非理性信念支配下的病态的心理产品。

情况管理 ABC 理论主要是对情绪产生的逻辑进行描述，如果加上情绪调控的手段与方法，则构成了 ABCDE 理论，其中 D 指驳斥与辩论（disputing），E 指新的情绪与行为效果（effectiveness）。这样一来，ABC 理论模型就变成了 ABCDE 治疗模型。ABCDE 模型是合理情绪疗法的内核。

埃利斯认为非理性信念主要有 3 个基本特征：

（1）绝对化。绝对化指个体以自己的意愿为出发点，对事物怀有认为其必定会发生或不会发生的信念，这种想法通常与"必须""一定""肯定""绝对""百分之百"等词语联系起来。

（2）过分概括化。过分概括化是一种以偏概全的思维方式，用这种思维方式评价自己，会引起焦虑或抑郁的情绪；若用于评价他人，则容易产生不合理的评价，进而滋生敌意、怨恨和愤怒等情绪。

（3）糟糕至极。糟糕至极就是认为自己不愿意看到的事情如果发生了，那一

定是非常可怕、非常糟糕、非常不幸的，进而会陷入极端不良的情绪体验中难以自拔，常见的不良情绪体验有耻辱、自责、自罪、焦虑、悲观、抑郁、恐惧等。

埃利斯提出了9种不合理的信念，认为这些不合理的信念常存在于有情绪困扰或适应不良者身上，具体如下：

（1）认为自己应该得到生活中所有重要他人的喜爱和赞许。

（2）有价值的人应该在各方面比别人强。

（3）任何事物都应按自己的意愿发展，否则会很糟糕。

（4）一个人应该担心随时可能发生的灾祸。

（5）情绪由外界控制，自己无能为力。

（6）过去的历史是现在的主宰，过去的影响是无法消除的。

（7）任何问题都应该有一个正确、完美的答案，无法找到正确的答案是不能容忍的事情。

（8）对犯错误的人应该给予严厉的责备和惩罚。

（9）逃避困难、挑战与责任要比正视它们容易得多，要有一个比自己强的人做后盾。

那么，什么样的信念是合理的？如何辨别合理与不合理的信念？默兹比（Maultsby）提出了5条区分合理与不合理信念的标准：

（1）合理的信念大多是基于一些已知的客观事实，而不合理的信念则包含更多的主观臆测成分。

（2）合理的信念能使人很好地保护自己、愉快地生活，不合理的信念则会产生情绪困扰。

（3）合理的信念使人更快达到自己的目标，不合理的信念则相反。

（4）合理的信念可使人不介入他（她）人的麻烦，不合理的信念则难以做到不介入他（她）人的麻烦。

（5）合理的信念使人阻止或很快消除情绪冲突，不合理的信念则会使情绪困扰持续相当长的时间而造成不良后果。

合理情绪疗法非常适合网络心理援助，尤其是在针对新冠肺炎疫情的心理援助中，合理情绪疗法大有可为，具体操作过程可分为4个阶段：

（1）心理诊断阶段。明确求助者的 ABC，对求助者的问题进行初步分析判断，通过与求助者交谈，找出其情绪困扰和行为不适的具体表现 C，以及与这种反应相对应的诱发事件 A，并对两者之间的不合理信念 B 进行初步分析。在寻找求助者问题 ABC 的过程中，事件 A、情绪及行为反应 C 是比较容易发现的，而求助者的不合理信念 B 则不容易发现。求助者不合理信念的主要特征是绝对化、过分概括化以及糟糕至极等。在诊断阶段，心理志愿者应注意求助者次级症状的存在，即求助者的问题可能不是简单地表现为 ABC，有些求助者的问题可能很多，一个问题套着其他几个问题。例如，一位女士外出买东西，不小心把口罩碰掉了，觉得自己可能会感染上新冠病毒（A），因此，回家后，变得异常焦虑（C），其不合理信念是"我真是太不小心了"（B）。但是她的不良情绪焦虑（C）很可能会成为新的诱发事件（A_1），进而引起她产生另一个信念（B_1），即我必须是坚强的人，而不应该感到害怕，由此得到另一个不良情绪结果（C_1）。作为心理志愿者，要分清主次，准确诊断。

（2）领悟阶段。求助者真正认识到引起情绪困扰的并不是外界发生的事件，而是其对事件的态度、看法、评价，因此，要改变情绪困扰不是致力于改变外界事件，而是应该改变认知或信念，通过改变认知来改变情绪。只有改变了不合理的信念，才能减轻和消除其目前存在的各种症状。求助者可能认为情绪困扰的原因与自己无关，但心理志愿者应该帮助求助者觉察情绪困扰与自己的关系，并促使其领悟到自己应该对自己的情绪和行为反应负有责任。然而，明确求助者的不合理信念并不是一项简单的工作，因为不合理信念并不是独立存在的，它们常常和合理信念混在一起而不易被觉察。例如，被人嘲笑或者被人指责是一件不愉快的事，谁也不希望它发生，这是合理的想法。我认识的每一个人必须非常喜欢我，否则我就受不了，这个是不合理信念。两者如果混合在一起，就变成"我认识的每一个人在嘲笑我，不喜欢我，我很不愉快，无法接受。"其中，"我认识的每一个人不能嘲笑我"和"我认识的每一个人要喜欢我"两种不合理信念混在一起，就会难以区分。心理志愿者要对求助者的合理与不合理信念详细区分，引导求助者进一步对自己的不合理信念进行领悟。

（3）修通阶段。合理情绪疗法中的修通重点指通过驳斥和辩论（D）让求助者看到自己的不合理信念，进而改变它。心理志愿者的辩论和驳斥应从科学、理性的角度对求助者持有的关于自己、他人及周围世界的不合理信念和假设进行挑战和质疑。辩论是合理情绪疗法中最常用、最具特色的方法，也是修通的重要手段，它来源于古希腊哲学家苏格拉底的辩证法，即所谓"产婆术式"的辩论技术。苏格拉底的方法是先让你说出你的观点，然后依照你的观点进行推理，最后引出你的观点中存在的谬误之处，从而使你认识到自己先前认知中不合理的地方，并主动加以矫正。围绕求助者的不合理信念中的成分，心理志愿者可以用黄金规则来反驳求助者的绝对化要求。所谓黄金规则是指像求助者希望别人如何对待自己那样去对待别人，这是符合规律的合理观念。换句话说，求助者认为自己对他人好，就一定希望别人对自己一样好，这就是不合理的绝对化要求。这一目标，很难实现，心理学上称为反黄金规则。心理志愿者需要保持理性的头脑，紧紧抓住求助者的不合理信念，展开辩论，形成新的认知模式，达到真正的修通，进而产生新的、合理的、良好的情绪（E）。

（4）再教育阶段，这是合理情绪疗法的最后阶段。为了让求助者摆脱旧的思维方式和不合理的信念，志愿者还要继续深入探索其信念是否涉及与本症状无关的其他不合理信念，并进行针对性的辩论，目的是让求助者学会辩论的方法，用理性方式进行思考，从而产生新的信念，培育新的情绪，形成新的技能，强化新的行为。在再教育阶段，布置家庭认知作业也是一种常用的手段，对巩固咨询效果、强化新的行为模式、完善求助者人格具有一定的帮助作用。

在网络心理援助过程中，运用合理情绪疗法应当注意以下几个问题：

（1）在辩论和驳斥的过程中，求助者可能出现阻抗现象，这会让心理志愿者产生焦虑，导致心理志愿者质疑合理情绪疗法，从而影响该理论在心理援助过程中的应用效果。

（2）在心理援助过程中，求助者与心理志愿者依旧是影响援助效果的重要决定因素，心理志愿者不要急于应用合理情绪疗法，而要在关系建立相对稳定的时候，再适时地运用该疗法，并要掌握关系的变化，不断地调整交流的策略。

（3）尽管合理情绪疗法在应用的时候，可以单独使用，但是为了取得更好的效果，有时候也经常与其他技术结合起来使用。

10. 系统脱敏疗法：走出焦虑和恐惧的行为策略

系统脱敏疗法源于美国著名精神病学家沃尔普对猫的实验研究。20 世纪 40 年代末期，沃尔普在实验室中电击小铁笼中的猫，猫受到多次电击之后很快就出现了一些神经症性的症状，如害怕实验人员、焦虑不安、四处躲闪、蜷缩起来，即使已经感到极度饥饿了，也不敢主动进食。沃尔普认为，猫已经患上了实验性神经症。

那么，怎样才能帮助猫消除这些症状呢？首先，沃尔普将猫放在离实验室很远的地方，刚开始猫感到焦虑、害怕，经过一会儿，猫就开始慢慢进食了；接下来，沃尔普又缩短了猫与实验室的距离，然后再给猫喂食，虽然猫感到很紧张，但能勉强进食；然后再缩短距离，猫进食的表现比之前要好一些。如此不断地缩短距离，直到让猫回到笼子里，猫恢复了之前的进食状态，身上的其他症状也慢慢消失了。最后，猫又恢复了往日的平静，没有了之前的焦虑和恐惧。沃尔普认为，这是交互抵制的作用。处在饥饿中的猫进食之后就获得了一种身心的放松与满足，这种放松与满足可以抑制之前的焦虑与恐惧反应，不过，每一次的抑制能力非常有限，只能消除一点点焦虑和与恐惧，所以，要经过多次适应之后才能最终消除所有的焦虑与恐惧。这就是系统脱敏疗法的最初来源。

后来，沃尔普进一步研究发现，人类可以通过肌肉放松或想象放松的方法代替猫的进食行为，达到身心放松的状态，而放松又可以有效地对抗焦虑与恐惧。基于此，沃尔普创建了系统脱敏疗法。其基本原理是：让一个可以引起求助者微弱焦虑或恐惧的刺激，在求助者面前反复暴露或在想象中反复暴露，每当焦虑与恐惧出现时，求助者就以放松训练来及时应对，如此循环往复，使之前的刺激逐渐失去引起焦虑或恐惧的作用。

由于系统脱敏疗法实用方便、操作简单、高效快捷，所以被广泛应用于心理咨询中，借以消除恐惧、焦虑等各种症状。系统脱敏疗法不仅在平时的心理咨询中频繁使用，还被广泛地应用于各种心理援助活动中，并且收到了良好的应用效果。

在针对新冠肺炎疫情的网络心理咨询中，使用系统脱敏疗法通常有 5 个步骤：

第一步，找出引起焦虑、恐惧等情绪的初始事件。

第二步，将初始事件分成不同的刺激等级，并赋予相应的分值，可以在 1～10 分中进行赋值。

第三步，学会肌肉放松法或想象放松法，并确保能通过此方法得到身心放松。

第四步，在依次面对不同等级刺激并感到焦虑、恐惧时，立即通过肌肉放松法或想象放松法让身体得到放松，以此来对抗焦虑、恐惧。

第五步，反复训练，直到焦虑、恐惧完全消除后，可以直接面对初始刺激事件或在想象中体验初始事件而不感到焦虑、恐惧。

在网络心理援助的咨询实践中运用系统脱敏疗法与地面心理援助略有差异，需要注意以下几个问题：

（1）新冠肺炎疫情引发的焦虑与恐惧无法再去直接体验，此时，可通过想象来象征性体验初始事件。

（2）构建焦虑、恐惧等级，一般以五级左右为宜，不宜太多，也不宜太少，赋值可以采用十分制，也可以采用百分制。

（3）关于放松的方法，若不适合用肌肉放松法和想象放松法，也可以参考其他放松方法，如深呼吸放松法、凝视放松法等，只要能放松身心，就可以用系统脱敏疗法。

（4）在求助者配合比较好的时候，心理志愿者要及时予以表扬和鼓励，以强化咨询关系和求助者的适应行为。

11. 音乐治疗：音乐聆听中的心灵疗愈之道

音乐治疗是艺术治疗的一种重要类型。世界音乐治疗联盟认为，音乐治疗是治疗师与求助者共同合作完成的一个系统干预过程，求助者通过参与和体验各种方式的音乐活动来促进症状的表达、呈现和改善，促使心身统一和谐。简而言之，就是治疗师利用音乐对情绪的巨大影响力，以音乐体验来改变求助者的情绪，最终改变人的认知和行为。

那么，音乐是如何改变人的情绪的呢？按照人类大脑左右脑的功能区分，语言是左脑的主要功能之一，左脑是依靠语言内容在逻辑层面进行沟通协调的，而音乐是右脑的重要功能之一，右脑是依靠语音、语调在情绪情感层面与他人沟通协调的。人们的压力感通常来自左脑，来自不合理的分析判断和推理，进而会带来右脑焦虑、抑郁、愤怒等消极情绪体验，当这些情绪体验被压抑起来或不能顺畅表达时，人就会感知到压力。认知疗法是通过纠正这些不合理的观念来改变情绪以缓解压力的。换句话说，通过认知调整来缓解压力是先作用于左脑，再作用于右脑，而音乐则不同，它可以直接作用于右脑，刺激大脑皮层产生多达20种"脑内吗啡"（可以缓解压力的神经递质），进而改善情绪和缓解压力。

另有研究表明，通过声音的不同频率刺激大脑皮层以及情绪管理中枢、痛觉中枢等神经和内分泌系统，可以有效地抑制情绪低落、刺激情绪兴奋。这是音乐改变情绪的重要原因之一。

笔者认为，音乐不是普通的声音，它是用乐器发出的有组织的声音，是表达人们的思想感情、反映现实生活的一种艺术。由于音乐的创作者在创作时本身就充满了某种特定的情绪情感，所以，演奏和聆听音乐的人，也容易在演奏和聆听过程中激活并体验到音乐本身所包含的情绪情感，这不仅对治疗师与求助者之间建立信任关系有积极的影响，也对促进求助者情绪的表达和宣泄意义重大。

比较流行的音乐治疗有3种形式：接受式、即兴式、再创造式。接受式音乐治疗主要是以聆听和讨论为主，即兴式音乐治疗主要是以即兴表演为主，再创造式音乐治疗则主要是以音乐的创造与再创造为主。

这里重点介绍一下接受式音乐治疗在网络心理援助咨询实践中的具体应用。

在网络心理援助中应用接受式音乐治疗技术，主要是把事先鉴别好的具有不同功能的音乐播放给求助者听，求助者在音乐的影响下，压抑的情绪情感慢慢地被激活，并持续表达和宣泄，进而缓解心理压力。这里需要强调的是，用来让求助者聆听的音乐不是只有一首单曲，而是由多首乐曲组合而成的音乐序列，每首曲子的功能也不尽相同，例如，第一首曲子可以是用来共情的，目的是建立关系，让求助者向音乐移情；第二首曲子可以用来激活深层情绪，并进一步共情，巩固移情关系；第三首曲子可以用来鼓励求助者宣泄情绪、缓解压力；第四首曲子可以用来改变认识，启发领悟；第五首曲子可以用来强化治疗效果或结束告别；等等，当这些曲子组合在一起的时候，就能起到"摆渡"的作用，即把求助者从一种消极状态带到一种积极状态中，这就是我们要给大家介绍的聆听式音乐心理治疗。

聆听式音乐心理治疗在处理焦虑、恐惧、抑郁、愤怒等消极情绪和缓解心理压力时，具有良好的干预效果，对心因性失眠、头痛及其他各种躯体障碍都有非常好的治疗作用，在针对本次疫情的网络咨询中发挥了重要作用。下面结合心理志愿者的具体实践，为大家明确一下具体的操作步骤：

第一步，鉴别具有各种功能的不同音乐，并深入了解每一首乐曲的创作背景及创作者的性格特点、创作时的心态，以便针对求助者的情况，更加精确地使用音乐。

第二步，了解求助者当前的心理状态及问题，并确认是否适合聆听式音乐治疗，如果适合，向求助者说明使用音乐治疗的原因与意义，以取得求助者的理解和配合。

第三步，通过微信、QQ或其他软件向求助者播放音乐，如果感觉不现实或操作困难，也可以在治疗过程中将需要的音乐通过网络传递给求助者，让求助者自己在手机或电脑上播放，心理志愿者要保持与求助者同步聆听，以便更好地理解求助者，即时掌握求助者的心理变化。

第四步，在聆听完每一首曲子之后，心理志愿者都要与求助者讨论，寻问求助者的感受及想法，然后再选择下一首曲子，进一步"摆渡"，引导求助者的情绪不断发展变化，朝积极的方向发展。

第五步，音乐聆听结束，心理志愿者认真倾听求助者的感受、想法以及领悟，必要时，还可以在认知上做一些调整，以帮助求助者提升认知水平，从而巩固音乐治疗的效果。

第六步，布置作业，可以让求助者在需要的时候，对某些音乐反复聆听，以帮助求助者进一步巩固治疗效果，实现彻底的修通。

在网络心理援助中运用聆听式心理治疗技术需要注意 4 个问题：

（1）由于音乐治疗对心理志愿者的要求很高，所以，要求心理志愿者在平时就擅长运用音乐治疗技术，而不是"临时抱佛脚"，否则，根本达不到应有的效果。

（2）如果音乐确实能够让求助者产生心理冲击，求助者可能会陷入巨大的情绪中，如果悲伤哭泣，此时心理志愿者不要慌乱，这表明其情绪可能得到了宣泄，必要时，还可以重复聆听之前的音乐或选择同一性质的音乐，以保证求助者的情绪可以得到充分宣泄。

（3）心理志愿者在选择音乐时，尽可能不要选择带有唱词的音乐，因为唱词往往有明确的指导性，不一定吻合求助者的实际情况，选择无唱词的音乐更能激活求助者的想象与投射。

（4）心理志愿者在选择音乐时，应该明确区别音乐与音乐之间的"摆渡"关系。另外，切忌不要选择陌生的音乐，而要选择自己反复欣赏过且了解的音乐。

12. 绘画治疗：能画出来，便会治愈

绘画治疗是艺术治疗中的一种重要类型，它主要是让求助者通过绘画这种创作方式，将潜意识内积压的情感、冲突与心理创伤呈现出来，借以测试心理状态、宣泄消极情绪、缓解心理压力、修复心理创伤、填补心灵空白、升华压抑感受，从而达到诊断与治疗的良好效果。绘画治疗在处理女性、青少年以及儿童的心理冲突、早年心理创伤、稳定情绪、缓解压力等方面具有其他许多技术无法比拟的优势：

第一，绘画治疗具有非言语性的特点，可以避免反应的内容在言语化过程中变形。

第二，绘画治疗可以避免求助者在用语言表达自己的问题时造成二次心理创伤体验。

第三，绘画治疗是一种客观的治疗技术，可以有效地降低求助者的心理防御，从而提高表达效率。

第四，坚持用绘画治疗技术，不会在测试方面导致练习效果，却可以在治疗效果方面不断累积，有利于反复使用。

第五，绘画治疗应用非常方便，不仅适用于个体，还适用于团体；不仅适应地面的治疗活动，也适应网络的治疗活动。

那么，绘画为什么能起到心理治疗的效果呢？这主要取决于绘画治疗的核心原理，具体有 5 个方面：

（1）表达原理。从绘画的起源来看，绘画天然的功能首先是记录、沟通和传递信息，即表达，其次才是美学意义。著名的人类学家赫尔梅斯曾经说过："人类在运用文字来记录其思想和经验之前，是用图画来行使这种功能的。"考古研究表明，许多原始部落或种族在没有能够清晰表达的语言之前，绘画是一种非常重要的表达方式。可以毫不夸张地说，绘画的过程就是表达的过程。在绘画治疗中当求助者的注意力高度集中时，大脑中的记忆残片就会被激活，并在绘画中表达出来，这种表达中往往包含许多无意识的内容，因此，绘画的本身也是一种深度的表达。

（2）投射原理。投射是弗洛伊德于 1894 年提出的概念，主要是用来分析和了解"言说者的内心世界"。弗洛伊德认为投射是个体的自我对抗超我时，为减轻内心的罪恶感所使用的一种防卫方式。它的意思是指把自己的性格、态度、动机和欲望，推到周围的事物或他人身上。绘画治疗的过程给求助者提供了一个可供投射的机会，而治疗师则可以借助绘画看到求助者性格、态度、动机及欲望的象征性表达。

（3）升华原理。弗洛伊德曾说过："美的概念根植于性刺激之中，假如性好奇能把他的兴趣从生殖器转移到整个人体外形上来，他就转向了艺术，而艺术是可以让利比多升华的。"按照弗洛伊德的观点，绘画是一种重要的艺术形式，通过绘画可以将心中压抑的感受以合理的、建设性的方式处理掉。从这个意义上来讲，我们可以把艺术看作是心理症状的另一种表现形式。艺术与心理症状的区别在于，当艺术家把自己的"心理症状"通过艺术手法表达出来之后，症状就不在他身体里了，如果这些"艺术品"的价值能够得到社会认同的话，那么，这些症状就能够得到固化并升华，进而发挥巨大的疗愈功能。

（4）象征原理。象征是儿童的主要思维形式，是人类的原始思维雏形，也是直接表达潜意识内容的重要手段。象征思维在绘画中更是有淋漓尽致的体现，对绘画的分析，关注点不能只放在事物的名称、性质上，还要注重分析事物的形状及特征所传递出的象征意义，因为象征意义才更符合潜意识的真实意图，比如说，绘画中的树枝全都像尖刀一样，那么，只关注树枝及树的名称就没有多大意义，而关注树枝的形状和特征才会更接近其潜意识的意图，才具有分析的价值，因为，尖刀状的树枝可能表明求助者内心隐藏或压抑了许多的攻击性。

（5）外化原理。笔者一直认为，绘画治疗的过程其实就是求助者以艺术的形式对心理症状进行操作并赋予艺术化色彩的心理过程。这个过程既是一个艺术创作的过程，也是一个症状外化的过程。这里所说的症状外化就是指用绘画的形式把症状表达出来，当症状被画出来之后，症状就离开了求助者的身体，进入绘画作品中并且被固化下来。这个过程极具心理治疗意义。

基于以上 5 个核心原理，绘画治疗可以在心理治疗中发挥重要的作用，而且是其他技术无法替代的。据了解，在汶川地震的灾后救援中，绘画治疗就曾经发挥过很好的作用，许多心理专家运用绘画治疗对有心理创伤的青少年进行援助，从而有效地疗愈了心理创伤，使青少年们获得了新生。

虽然绘画治疗非常重要，应用于心理援助的效果也非常明显，但是，要充分发挥其作用仍然与治疗师的具体操作方式关系密切。下面结合此次新冠肺炎疫情中的网络心理援助行动，简要介绍一下绘画治疗在网络心理咨询实践中的操作步骤：

第一步，准备工作。绘画治疗所需要的工具很简单，主要是纸和笔。纸选用 A4 的空白纸就可以了，笔最好选择彩笔，尽量包含各种颜色，这样可以满足多种表达的需要。个别求助者若有需要，也可以备一块橡皮。在绘画治疗开始之前，心理志愿者可以让求助者自己先准备好相关的用具。

第二步，设计指导语。地面的绘画治疗指导语一般有 3 种：一是"请把你没有说出来的东西用绘画告诉我"；二是"闭上眼睛，放松身心，然后静静地等着，当大脑中出现的画面清晰的时候，睁开眼睛，把它画出来"；三是"请把你的问题画到纸上"。这 3 种常用的指导语并没有固定的使用要求，心理志愿者可以根据具体情况随时选用其中的 1 种，或者综合 3 种意思再设计 1 种更适合的指导语，只要能指导求助者进入绘画状态就可以了。在此次网络心理援助活动中，我们提供的绘画治疗参考指导语有 2 种：第一种是"当大脑中浮现出画面的时候，请把它画到纸上"；第二种是"请把你现在最想表达的内容画到纸上"。

第三步，放松训练。这个过程，就是要让求助者放松身体、平复情绪，以便更好地进入绘画状态，当求助者放松下来的时候，就可以宣读指导语，引导求助者开始绘画了。

第四步，观察绘画。当求助者在绘画的时候，心理志愿者的主要任务就是观察，不仅要观察绘画的过程，还要观察求助者的反应，为后面的分析和讨论做好准备。

第五步，讨论绘画。让求助者先介绍绘画的内容及整个绘画过程中的感受，然后就绘画的内容进行分析讨论。绘画的分析讨论是一个非常重要的环节，它可以帮助求助者澄清和拓展思维，更加清楚地认识自己的问题，但在分析讨论的过程中，心理咨询师要谨慎，应尽可能多地去引导求助者思考，过度分析反而容易发生投射。

第六步，结束治疗。在绘画治疗结束的时候，心理志愿者可以引导求助者从对绘画的分析转到对现实问题的讨论上，其意义在于让求助者从对绘画的联想及思考中回到现实中。

为了能够让心理志愿者在网络心理援助中更好地应用绘画治疗技术，笔者认为，还需要注意以下 3 个问题：

（1）关于绘画治疗，我们上面所讲的内容不是全部，只是皮毛，主要目的在于强调绘画治疗在网络心理援助中的应用性及重要意义。

（2）绘画治疗的应用要征得求助者的同意才更有效果，如果求助者不同意或者很排斥，即使心理志愿者事先已经做好了准备工作，也不能强行使用。

（3）在绘画治疗的过程中，不要把注意力集中在求助者绘画的艺术性和欣赏性上，而要侧重引导求助者探索尚未觉察的无意识信息。

第六章 网络心理援助中"ICU"的紧急行动
——对网络求助者的心理危机干预

虽然并不是每个求助者都需要危机干预，但是，可以肯定的是，几乎所有的心理援助活动都会或多或少地涉及危机干预。在网络心理援助过程中，心理危机干预同样是一个无法回避的重要课题。相比地面的心理危机干预而言，网络心理危机干预受到的限制更多，遇到的困难更大，因此，在具体的操作实践中对心理志愿者的要求更高、更多。结合具体的心理援助对象，加强对心理危机干预理论和技术的应用研究，既有利于提高网络心理援助的整体水平，也是对求助者生命健康和心理健康负责任的具体体现。

1. 对网络心理危机干预的再认识

网络心理危机干预是一个复合概念，其中包含危机、心理危机、心理危机干预3个子概念。所以，在解释什么是网络心理危机干预之前，有必要对其所包含的子概念进行逐一分级解释。

先来说危机。什么是危机呢？危是危险、风险，机是时刻、机遇，所以，危机合在一起，既可以简单地理解为充满危险的时刻，也可以进一步解读为在充满危险的时候，同时也存在着转变的机遇。依笔者个人的观点，更倾向于后一种理解，因为"危"中有"机"才更能给干预提供一定的可能性和必要性，也正是因为"危"中有"机"，所以，干预才显得格外重要。转危为安、化危为机也因此成了干预的最高要求和终极目标。

有了对"危机"一词的深刻认识，心理危机的意思就比较容易理解了，它指的就是当个体或群体由于遭受严重灾难、重大生活事件或巨大心理创伤时，既不能有效回避又无法运用现有资源来解决问题时所出现的一系列心理症状，如异常的痛苦、绝望、无助和麻木不仁，甚至还伴有心动过速、血压升高、呼吸困难、腹泻、肌肉紧张、植物神经症状和行为障碍。无论是就个体来说，还是就群体而言，这些症状既是危险的信号，同时也是一个重要的路标，因为它提示了心身某些方面存在严重不适，标识了心身素质的弱点和着力提升的方向。经历一次危机，暴露一些问题，克服一些困难，提升一些素质，提高一些能力，这或许就是危机最大的意义，但是，从"危"到"机"的过程，并不是按时间顺序正常发生的，而是需要外力干预与个人努力共同才能完成的转化过程。

因此，对处于心理危机的个体或群体给予及时有力的心理援助，使之尽快摆脱困难，转危为安，恢复正常的心理功能，这就是心理危机干预，简称危机干预。早期的危机干预工作主要是由一些志愿者参与完成的，这些志愿者或是以往危机的受害者，或是当前危机的受害者，抑或是受到其他危机影响的人。但是随着危机干预工作的逐步深入，人们很快发现，危机干预是一项非常复杂且极具挑战性的心理援助工作，仅凭志愿者的热情和好意并不能实质性地帮助处在危机中的人们。这一发现在汶川大地震的灾后心理援助中表现得最为突出。后来的无数事实也相继证明，危机干预是一项专业的心理援助工作，需要具有丰富的心理学知识、专业的心理咨询技能和有危机干预经验的心理咨询师参与进来，才能让危机干预从盲目热情、临时自发走向专业化和规范化。

在危机干预的形式中，地面的危机干预比较常见，也是危机干预的主要形式，网络（包括电话）危机干预则是新近发展起来的、符合时代发展和现实需求的一种补充形式。在 2020 年针对新冠肺炎疫情的网络心理援助中，由于地面的心理援助几乎无法实施，于是网络（包括电话）心理危机干预就应运而生了，几乎是突然间成了主要的心理危机干预形式。

那么，究竟什么是网络心理危机干预呢？笔者认为，网络心理危机干预指的就是借助网络（电话）的形式，运用符合网络的心理危机干预技术，帮助处在危机状态中的个体或群体，从危机状态转入安全状态，恢复正常的心理功能。为了让大家对网络心理危机干预这一概念有一个全面而深入的了解，这里重点说明 3 点：

（1）网络心理危机干预的重点是心理危机干预，网络只是干预的途径或形式，从事网络心理危机干预的志愿者要重点研究网络心理危机干预的特点、规律以及相关技术和方法。

（2）网络心理危机干预虽然是一种重要的危机干预途径，但是如果有条件进行地面心理危机干预，那么要首先考虑地面干预，其次才是网络干预。

（3）与地面的心理危机干预相比较，在网络上进行危机干预难度更大、风险更多，所以，对从事网络心理危机干预工作的心理志愿者一定要精挑细选、严格把关，这也是对求助者最大的负责。

2. 从"四大症状"看求助者到底有多危险

在我们制定具体的危机干预策略之前，了解危机中的求助者有什么样的表现非常重要，这既是危机现状评估的关键环节，也是制定针对性策略的重要前提。下面从 4 个方面来说明处在心理危机中的个体的具体表现：

（1）情绪情感反应。一般来说，处在危机中的求助者，情绪情感反应是最明显、最突出的。主要表现为强烈的恐惧、焦虑、愤怒、无助、压抑、迷茫、抑郁、麻木、内疚、冷漠、悔恨等情绪，这些反应往往是能表现出来的，是心理志愿者能够看得到的，相对容易干预，这表明其内心压抑得并不深，可以通过一些方法和技术来处理。最令人担心的是明明经历了重大创伤，却表现得异常坚强，一直四处忙碌，甚至还在安慰、帮助他人，几乎看不出有任何的消极情绪情感表现。这样的情况是最危险的，心理志愿者千万不能轻视，要快速判断个体是否运用了隔离的防御机制来处理自己的情绪情感体验，如果有，一定要尽快识别，判明情况，妥善处置。因为被隔离起来的情绪情感，其背后往往都有无法面对的重大创伤，如果这些情绪情感没有及时表达出来，便有可能被深深地压抑下来，将来总会在某个不经意的时候突然爆发出来，让人无法承接，甚至会带来危险。

（2）认知反应。处在危机中的求助者往往注意力会变得不集中，记忆力会呈突然非线性下降，推理判断能力严重受限，思维专注于产生危机的原因，并且思维极端、非理性，即要么将危机原因全归因于自己，从而陷入内疚当中；要么不敢正确面对危机，不敢承认自己的责任；要么夸大危机，认为自己没有能力应对，要么认为危机压根对自己没有什么影响，轻视危机所造成的伤害，将危机隐藏起来，从而铸成更大的危机。这些认知本身并不危险，却可能引发极端的情绪体验，这是危险的主要来源之一。

（3）行为反应。处在危机中的求助者，其行为与认知、情绪情感反应之间的关系非常密切，情绪情感反应积极、认知正确的人会有积极的行为反应，反之，情绪情感反应极端、认知偏激的人则会有消极的行为反应。例如，在危机当中无精打采、精疲力竭，什么都不想做，只是眼睁睁地等待一切事情发生；有的人则会焦虑万分、坐卧不安，不停地吸烟、喝酒，得过且过；还有的人会出现自残、自伤和自罪的行为，不想如何解决问题，总想着逃避。这样的行为表现使得本来可控的问题变得失控，从而使求助者陷入危险之中。

（4）生理反应。前面所讲的情绪情感反应、认知反应、行为反应，从性质上讲，属于心理反应，其实，处在危机中的求助者除了会有心理反应之外，也会产生许多生理反应，如失眠、食欲不振、头晕目眩、呼吸急促、心跳加速、心胸憋闷、汗流不止等。产生这些症状的原因无非 3 个方面：一是本身就存在身体方面的疾病；二是由于自主神经系统受到外界刺激而产生的生理反应；三是由于各种心理因素引起的躯体症状。这些症状往往表现得比较严重，容易吓到心理志愿者，进而误导心理志愿者的思维和干预行为，最终使求助者陷入更大的危机之中。

上面所讲的 4 种症状表现都是求助者在心理危机状态中的个体反应，其实，在危机状态中，群体的症状表现也不容忽视，比如说，当群体成员目睹某个成员因心理危机而产生症状时，会在无意识中接受强烈的暗示，进而引发群体产生恐惧、焦虑和紧张，甚至可能引发群体性癔症。由于这种情况在危机干预中极其少见，所以在此不作赘述。

3. 限定性折中干预模式来自实践

客观地讲，心理危机干预的相关理论主要来自国外，国内虽然有丰富的实践经验，但尚未有成熟的危机干预理论。

国外的心理危机干预理论由 2 部分构成。

一部分是关于心理危机的理论，即研究心理危机产生原因以及发展变化规律的理论，主要包括美国精神病学家林德曼（Lindeman E.）和卡普兰（Caplan G.）1944 年提出的基本危机理论和基于基本危机理论发展而成的扩展危机理论（综合了心理分析理论、系统理论、适应理论和人际关系理论），美国著名医生布拉默（Blammer）提出的应用危机理论，基于美国心理学家布朗芬布伦纳（Une Bronfenbrenner）生态系统理论的生态系统危机干预理论。

另一部分是关于心理危机干预理论，就是以研究心理危机干预规律、模式及方法为主的理论。这方面成熟的理论不多，以美国心理学家贝尔金（Belkin）等人提出的 3 种基本危机干预模式最为常见，这 3 种模式分别是平衡模式、认知模式和心理社会转变模式。

（1）平衡模式。平衡模式适合于早期的干预。平衡模式的基本观点认为，危机是个体的一种心理失衡状态。当个体因为遭遇地震、瘟疫、洪灾、火灾、车祸、疾病等重大生活事件而不能用以往的方式来解决目前的问题时，就会出现心理失衡或者进入危机状态。这个时候，专业的心理干预非常重要，主要的目的是帮助个体挖掘自身资源或获得外界帮助，以恢复之前的平衡状态或达成暂时的新平衡，从而获得应对危机的能力。在此过程中，一般不对个体产生危机的深层原因进行剖析。当个体恢复平衡后 1 周左右，便可继续开展后续的干预。

（2）认知模式。认知模式是基于埃利斯的理性情绪疗法和贝克等人提出的认知疗法之上的一种危机干预模式，它适合于危机稳定后的进一步干预。认知模式认为，心理危机的形成不是由危机事件本身引起的，而是由于个体对应激事件的主观判断造成的，个体错误的认知既可能是危机产生的根源，也可能是导致危机加剧的深层原因，所以对极端化、绝对化、过分概括化等非理性认知的干预是危机干预的重点。通过校正错误的思维方式，可以帮助个体恢复正常的认知，提高自我控制的能力，从而获得恢复平衡的信心。

（3）心理社会转变模式。这种模式认为，人是遗传和环境学习交互作用的产物，人的心理危机也应受心理、社会、环境3种因素的共同影响，因此，在危机干预的同时，也应该着力考虑心理、社会、环境3方面存在的问题，并从中寻求相应的方法，以帮助个体获得更多应对危机的方法和策略。同认知模式一样，心理社会转变模式也适合于已经趋于稳定的个体。

其实，在实践中，心理志愿者单一地使用某一种模式的情况比较少，更多的时候，是结合求助者在不同危机阶段的表现灵活采取干预方法，而这些方法可能涉及多种干预模式，所以这种干预模式也被称作折中干预模式。

心理危机干预是一项极富挑战性和危险性的工作，关于地面的危机干预，笔者支持采取机动灵活的折中模式。可是，如果通过网络来进行心理危机干预，究竟什么样的模式才更适合呢？经过我们的讨论研究和反复实践，认为网络心理危机干预可以采取限定性折中模式。

什么是限定性折中模式呢？简单地说，就是在采取多种干预技术方法开展网络心理危机干预的同时，对相关问题进行必要的限定，如限定对象、限定问题、限定技术、限定干预人员等。这种模式的提出主要基于以下几点考虑：

（1）网络心理危机干预的特点和可能面临的问题。我们都知道，网络通话或视频连线虽然很方便，但是却容易受流量、信号、手机质量等问题的影响，有时会断断续续，有时则会突然中断，效果会受到影响，所以，对于不擅长、不习惯使用网络语音或视频沟通的求助者来讲，网络心理危机干预的效果必然会大打折扣，甚至会使心理志愿者失去对现场的掌控。另外，语音和视频的现场感和面对面交流相比差了许多，带给人的真实感和支持感也会弱一些，而这些问题则需要通过其他方式来补偿。

（2）适合网络心理危机干预的技术。尽管心理咨询的流派和技术非常多，危机干预的技术也不少，但是并不是每一种技术都适合网络心理危机干预，一些技术由于受网络环境的限制，无法发挥出真正的作用，所以需要心理志愿者根据实际需要来进行取舍和改进。一般来说，适合网络心理咨询的技术基本都可以在网络心理危机干预中根据情况进行灵活组合使用。

（3）适合网络心理危机干预的人员。网络心理危机干预对心理志愿者的要求非常高，选拔合适的心理志愿者来从事这项工作是成功干预危机的关键。根据我们的经验，适合从事网络心理危机干预的人首先得有丰富的地面和网络心理咨询经验，其次是系统学习过危机干预的理论和技术，再次是有地面心理危机干预的经验，最后，若有热线或网络危机干预的经验就更加完美了。

4. 本能理论视角下的心理危机干预重在预防

关于心理危机干预，不同的研究视角会有不同的观点，不同的观点也会催生不同的干预方法。依据笔者的研究，精神分析学派的本能理论对危机干预很有启发意义。下面将从心理机制和干预方法 2 个方面来进行详细阐述。

为了能够更清楚地阐明本能理论视角下心理危机的机制，我们需要先引入 2 个概念：生本能和死本能。这是精神分析心理学创始人弗洛伊德 1920 年在《超越唯乐原则》一书中提到的一组概念。弗洛伊德认为，本能即人体本来固有的潜在能量，是人体与生俱来的一种反映身体状况的心理表征，也可以认为是一种内心的需要或冲动。若从功能与性质上讲，本能可以被分为生本能和死本能。生本能有 2 种表现形式：当其能量向内投注时，个体就会表现为求生，即通过努力以求得个体的生存与发展，如学习、工作、追求卓越等行动过程，目的是为了持续生存和个人的发展；当其能量向外投注时，就会表现为求性，即求得与异性的交配与繁殖的冲动，包括谈恋爱、结婚、生育等与他人建立亲密关系的过程，以解决个体与种族延续生存的问题。死本能也有 2 种表现形式：当其能量向外投注时，就会表现为求杀，如破坏、攻击、挑衅和指责等攻击行为，其攻击力释放的方向是指向外界和他人；当其能量向内投注时，就会表现为求死，即自责自罪、自我惩罚、自我毁灭等，其攻击力释放的方向是指向自己，包括自己的肉体和精神（见图6-1）。弗洛伊德认为，生本能的终极目的就是让个体和种族源源不断地延续下去，死本能的终极目的就是让人回复到恒定不变的无机物状态。

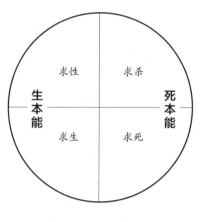

图6-1 生、死本能图

生本能与死本能并不总是完全对立的，它们所包含的4个方面在特定的条件下也是可以相互转化的。在正常情况下，人们不会一直只停留在4种状态中的某一个状态，而会在4种状态之间游离和转换，时而表现出求生状态，时而表现出求性状态，时而表现出求死状态，时而表现出求杀状态，于是，人就有了好好学习，天天向上；有了七情六欲，结婚生子；有了自责自罪、自毁自伤；有了怒不可遏、伤人毁物。作为一个正常的人，认真学习，努力工作，养家糊口、追求自我价值的实现，这都是生本能的表现；偶尔对他人表达一些不满、愤怒和敌意，然后又深入反思，并感受到一些自责和内疚，这些是死本能的表现。如果求生、求性、求死和求杀这4条通道是通畅无阻的，并且表现程度都比较适中，那么，这属于正常情况。

从本能理论的视角来看，当生本能中求生、求性的通路完全被阻断的时候，个体就会被迫选择通过求死和求杀的方式来表达，此时的个体就会存在潜在的伤人毁物或自残、自伤和自杀的冲动，心理危机就存在了。如果不进行及时的识别和干预，任凭死本能随意发展，那么，当死本能被推向极致的时候，可怕的结果就会发生，要么杀死他人，要么就是自杀。从这个意义上讲，危机干预有3个基本原则：第一个是让死本能的冲动得到消减，以降低危险的内部推动力；第二个是充实并增加生本能的力量，注入新的生机和活力；第三个是重新打通求生的通路，让死本能得以疏通和转换。具体来说，可以有4种方法：

（1）鼓励升华和宣泄。鼓励升华和宣泄即以不伤害他人和自己，而以具有建设性的方式来减少死亡本能的存量。可鼓励危机中的个体通过运动、写作、舞蹈、绘画、音乐等具有升华作用的方式，以及到宣泄室打橡皮人、骂木偶人等象征性方式来宣泄。多年前，笔者曾经干预过一名有报仇杀人倾向的男子，他准备了刀子并随身携带，准备随时实施行动，后来，在笔者的鼓励下，他把要杀的人画在一个大纸板上，然后拿出刀子，把大纸板上的人一刀一刀地划成了碎片，于是，他的"大仇"就这样象征性地报了，其内心忽然一下子松弛了下来，然后大哭了一场，就这样，一场危机被顺利地化解了。

（2）启用社会支持。社会支持系统指的是具有支持作用的人际关系网。处在危机状态中的个体，常常是无法获得有效的社会支持或者现在的社会支持系统突然崩溃。帮助个体寻找社会支持，并以干预者的身份给予支持，就能让个体从人际关系中获得力量，这是增强生本能的有效途径。不过，这里需要强调的是，这种方法使用时一定要确保个体所寻找的社会支持是有效的、可能且方便获得的，与此同时，还要尽可能多地挖掘潜在的社会支持力量，以增强持续应对问题的力量。当危机中的个体发现尚有多种可能可以利用、等待尝试时，其生本能就可能被彻底唤醒，自然会感到安全、有希望。

（3）语言疏通引导。语言疏通引导即通过语言技巧，将危机中的思维危险状态引导到安全状态，由谈论危险的事情引导到谈论安全的事情，其本质上是将求助者由死本能状态带回生本能状态。如果在危机干预过程中一直就生与死的问题进行探讨，其实有很大的风险，若能将谈话引导到更好地生活、工作和学习以及解决问题上，就会安全许多，而当投入安全的话题时，其心理危机也就随之降低。比如说，在危机干预中，用"你和谁在一起时感到安全？""你和谁在一起时感到轻松快乐？""你一般有麻烦首先会想到谁？"可以起到引导安全思维，降低心理危险的作用。

（4）关注自杀信号。心理危机发生时极端的情况就是自杀，而自杀往往会预先发出信号。在其他方法的使用过程中，密切关注这些已经发出的自杀信号非常重要。从心理学角度来讲，没有人愿意自杀，如果一个人要自杀，一定会有信息传递出来，只不过，有些信息可能比较隐蔽，容易为大家所忽略，需要明辨才能及时发现。根据美国急诊医师学会的研究，在自杀者中，90% 以上的自杀与情绪紊乱及所患精神疾病有关。因此，无论是危机干预者，还是其他相关人员，都应该学会捕捉和分辨自杀行为的常见信号，美国急诊医师学会总结出 10 个常见的信号：一是情绪低落或极度悲伤；二是感觉万念俱灰，自己一文不值，或者生活无目的，对任何事情无兴趣；三是格外关注死亡或暴力等话题，经常"想一死了之"；四是寻求服毒、刀枪或其他方式自杀；五是情绪剧烈摇摆，喜怒极度无常；六是饮食和睡眠习惯改变，外表、行为及性格反常；七是危险或自毁行为，如疯狂驾驶、吸毒等；八是突然少言寡语，很平静；九是生活遭遇危机或挫折，包括学校、工作、人际关系问题、失业、离婚、亲人过世、经济困难、绝症诊断等；十是整理物品，包括把自己的所有东西送人或扔掉，对家人及朋友进行"诀别"访问，草拟遗嘱或者写绝笔信等。了解这些常见的自杀信号，对危机干预者来说极其重要，这是危机干预能够成功的重要保障，因为最大的危险往往是危险已经来临却丝毫不知。

在心理危机干预的实践中，以上 4 种常见方法，既可以单独使用，也可以组合使用，主要以调节、疏通和转换本能力量为主，可以起到预防心理危机发展和发生的作用。

5. 网络心理危机干预可"七步成诗"

在谈网络心理危机干预的步骤前，笔者先谈一谈心理危机干预的分类，以便为顺利分类实施危机干预做好理论上的铺垫。根据笔者的研究，心理危机干预以个体是否主动寻求帮助为标准可分为 2 类：一类是主动干预，即在未接到个体求助的情况下，心理志愿者发现其正处在危机中，然后根据相关安排主动进行干预；另一类是被动干预，即只在接到个体求助的求助信息后，心理志愿者才组织危机干预行动。如果按危机发生的时间节点来区分，可分为预防性干预和即时性干预。预防性干预指的是个体经历了重大事件刺激之后，有潜在的心理危机，心理志愿者在咨询中，提前识别出危机并实施干预，以防止危机发展扩大；而即时性干预是指危险正在发生时，心理志愿者当即进行干预，以阻止危险变成现实。

举一个例子，李女士在1个月之内，连续失去3位亲人，精神状态极差，悲伤无助、哭泣不止，有轻生念头，明显处在危机当中，在这种情况下，如果李女士并没有主动求助，而心理志愿者发现了潜在危险，通过网络来主动干预，那么，这种干预可以称为主动预防性干预。这种干预方式，如果得不到李女士的配合，是会产生很大的风险，心理志愿者要谨慎行事。如果李女士正在准备实施自杀，心理志愿者立即实施干预，这种干预可称为主动即时性干预。通过网络来实施即时心理危机干预时，现场往往容易失控，发生危险的可能性很大，需要其他力量同时从地面进行干预才比较安全。假如，李女士自我觉察能力比较强，为了防止自己会禁不住做出一些过激的举动而主动通过网络求助心理志愿者，此时的干预就可以称为被动预防性干预。当然，如果李女士并没有觉察到自己的心理危机，本以为自己只是进行普通的心理咨询，但心理志愿者却发现了李女士内心有一些潜在的危险，然后悄无声息地采取措施进行了干预，这种干预我们称之为主动预防性干预。被动预防性干预和主动预防性干预是网络心理危机干预的2种主要形式。

这里要重点强调的是，本章所谈的网络心理危机干预共有2类：一类是被动预防性干预，即当个体觉察到自己存在潜在的自残、自伤、自杀或危害社会及他人的倾向时，主动通过网络或电话向心理志愿者求助；另一类是主动预防性干预，即当心理志愿者在正常心理咨询过程中突然发现求助者存在心理危机，然后主动实施危机干预，悄无声息地化解了求助者的心理危机。

基于以上关于心理危机干预分类问题的阐述，结合此次针对新冠肺炎疫情的网络心理援助实践，网络心理危机干预可按以下7个步骤实施：

第一步，建立关系。心理志愿者在短时间内与求助者快速建立相对牢固的信任关系非常重要，这直接决定了干预行动的效果和成败。为此，在心理援助前期的宣传中，心理志愿者最好能主动地提供个人的姓名、联系方式、证件号以及从业经历，以最真诚的方式取得求助者的预先信任。在双方接触之后，心理志愿者还应通过认真倾听、适时共情、耐心陪伴、有效解释等来取得求助者进一步的信任，从而巩固双方关系，为下一步的干预工作打好基础。

第二步，现状评估。现状评估的前提是要查明现状，即在前期建立关系的过程中，快速地查明求助者的危险在哪里？由什么事情引发？涉及哪些人？求助者陷入危机的个人原因是什么？有没有其他的诱发因素？等等。明确了这些重要的问题之后，有助于心理志愿者快速评估现状。查明现状之后，接下来就要对求助者进行快速评估，评估内容主要有4个：是什么性质的问题？问题的严重程度如何？是否适合网络干预？志愿者自己是否能够处理？评估的过程并不一定要集中进行，也可分散进行，求助者不一定都要明确知道，但心理志愿者必须心里清楚，以便随时采取灵活的措施。

第三步，确保安全。在危机干预中，确保求助者的安全最关键，既要确保求助者在干预的过程中处于安全状态，又要确保在干预之后不发生危险。所以，整个干预过程必须是系统的、专业的、策略性的，不能让干预带给求助者新的、更大的刺激，置其于危险之中，而要让求助者的心理风险持续降低，以解除安全隐患，化"危"为"机"。一般来说，在网络心理危机干预中，要确保求助者安全，志愿者要尽量做到4点：一是在语言中不能诱导或刺激求助者，引发更强烈的情绪情感体验；二是对求助者的言谈举止给予均等的关注，不能忽视任何传递危险信息的细节；三是危机干预技术的选择和使用要灵活多变，恰如其分，不可僵化老套，生搬硬套；四是必要时需要询问并获得求助者的具体位置以及紧急联系人的联系方式。

第四步，给予支持。处在危机中的求助者往往严重缺乏心理支持，及时地给予心理支持对增强求助者应对危机的能力和信心至关重要。然而，给予支持对心理志愿者来讲也有很高的要求：首先是态度上的真诚和接纳，这会让求助者有一种被尊重和被信任的感觉；其次是技术上的专业化和系统性，这会使求助者感到安全可靠、有希望；最后是设身处地换位思考，这会让求助者感到被深深地理解，感到有人愿意与自己一起面对危机。

第五步，启发思考。求助者之所以会陷入危机中，常常是因为个人的认知水平和思维方式在短时间内受到冲击和影响，无法正常地思考，不能采取积极有效的方式来应对危机。一般来讲，危机中的求助者在获得了一定的心理支持后，便会慢慢恢复正常的认知水平，此时，引导求助者进一步开动脑筋，想办法去应对危机比由心理志愿者直接提供解决危机的办法更加有效。

第六步，制订计划。当求助者开始思考并准备行动的时候，心理志愿者就可以与求助者一起来制订行动计划，以便更加系统地应对危机，当然，制订计划也一定是以求助者主，心理志愿者需要站在旁观者的立场上，客观中立地审视计划的可行性，并针对性地提出意见和改进办法。当然，如果个体的思考水平比较低、计划明显不可行的时候，心理志愿者直接提供可供参考的多套计划方案也是一个很好的应急选项。

第七步，得到承诺。得到承诺主要包括 3 个方面的承诺：一是要让求助者承诺按制订的计划执行，并及时报告结果；二是要让求助者承诺在执行计划期间，不要随意做出重大决定；三是要承诺在执行计划期间，确保自己的人身安全。得到了求助者的承诺后，心理志愿者就可以根据危机解决的进展来不断地与求助者一起修正、调整之前制订的计划，进一步加深信任，并继续执行计划，不断循环往复，直至彻底地解决危机。

6. 网络心理危机干预有"八项注意"

网络心理危机干预是一项富有挑战性和危险性的心理援助工作，需要注意的问题很多，下面结合网络心理危机干预的工作实践，谈 8 个需要注意的问题。

（1）对干预的性质定位要清晰。网络心理危机干预是针对处于心理危机状态或存在潜在心理危机的个人进行的紧急心理援助，是一种特殊的心理援助形式，不同于一般的心理咨询。在危机干预的过程中，心理志愿者一定要区别对待，清晰定位，不可将二者混为一谈。

（2）干预时间要及时。网络心理危机干预的最佳时间是遭遇创伤性事件后的

36～72小时，这是心理危机干预的窗口期。36小时内一般不进行危机干预，这个时间是留给求助者调动自身资源应对危机的时间；窗口期内是求助者期待外界帮助的欲望最强的时期，此时，若及时有专业力量出现，更容易形成内外合力，战胜危机的概率最大；若是在72小时后才进行危机干预，就是在求助者失望或绝望之后再进行干预，其干预效果必然有所下降；若在2周以后或更长时间再进行危机干预，其效果必然会越来越差。

（3）对志愿者的素质有高的标准。网络心理危机干预对心理志愿者的素质要求很高，不仅心理志愿者个人要稳定、冷静、沉着、灵活、有爱心、敢担当、善于沟通、思维缜密、反应迅速，还必须有丰富的心理咨询实践经验，当然，心理志愿者最好还要有丰富的生活经验，如此才能应对在危机干预中可能出现的各种情况。

（4）要综合运用多种心理技术。由于求助者的心理危机可能直接由本人直接提出，也有可能隐藏在正常的问题当中，由心理志愿者自己发现，有可能是突然出现，也有可能是逐渐展现，无论是哪种情况，都需要心理志愿者能及时、灵活、高效地应对，这就要求心理志愿者不能只掌握单一的心理干预技术，而要拥有丰富的知识和技能储备，以便根据干预需要，灵活组合运用。

（5）要与其他各方力量友好协作。网络心理危机干预虽然是以心理志愿者为主来完成的，但如果确实情况紧急，需要社会工作者、医护人员、消防及公安等各方力量协助，心理志愿者一定要及时沟通、加强协作、灵活处理，以确保求助者的生命安全。

（6）要做好网络通信保障。网络心理干预是在网络上进行的，可以通过语音，也可以运用视频，因此良好的干预效果离不开高质量的通信保障。这里，笔者重点要强调的是，心理志愿者在危机干预过程中，一定要尽可能地确保双方通信没有障碍，网络信号畅通，流量充足，不会在中途出现通信故障，从而影响心理危机干预的效果。

（7）要做好保密工作。尽管危机干预的时候，保密工作可以有例外，如寻求第三方协助参与危机干预时，保密工作就可以破例，但这并不代表就不保密了，而是说，要让参与干预的人一起来保密，总之，在确保不影响干预工作的前提下，还要尽可能地去做好危机干预的相关保密工作。

（8）干预后要定时回访。危机干预结束后的回访也是危机干预中必须重视的一件事情，为了防止干预后的问题反弹，定期回访非常有必要，这既是对求助者的一种持续心理关注和心理支持，同时也是心理志愿者专业负责的具体表现。需要强调的是，回访的时间并没有明确的要求，通常可在危机干预后1周内第一次回访，在干预后的1个月左右进行第二次回访，之后，可根据情况具体决定要不要继续回访。

第七章 网络"心理方舱医院"中的援助行动
——对求助者的网络团体心理援助

前面所讲的内容都是针对个人的心理援助，而在网络心理援助的实践中，我们发现，针对团体的网络心理援助也是非常有必要的，尤其是当某个群体成员出现了类似的心理问题，或者某个区域的人员出现了相似的心理症状时，网络团体心理援助既能满足群体的心理要求，又能节约大量的人力成本，还可以充分借助团体的力量帮助个体实现心理康复，称得上是网络援助中的"心理方舱医院"。除此之外，假如心理志愿者要同时接受多个求助者的援助请求，且其问题有诸多相似之处，那么此时组织实施团体心理援助就显得特别必要。

1. 网络团体心理援助有"四大优势"

网络团体心理援助也是一个新概念，在此之前，大家可能听说过团体心理咨询、团体心理辅导、团体心理治疗或者团体心理援助，而对于网络团体心理援助，也是在 2020 年的疫情背景下才应运而生的。简单地说，网络团体心理援助指的是心理志愿者以某个网络平台为载体，将多个有相同或相似心理问题的成员邀请到同一团体中，然后为他们提供集体心理帮助的一种援助形式。网络团体心理援助要求心理志愿者运用多种心理治疗、心理咨询、心理疏导的技术或方法，通过团体内的人际交互作用，促使个人在人际交往中观察、学习、体验，认识自我、分析自我、接纳自我，学习新的态度与行为方式，调整和改善人际关系，从而减轻心理压力、缓解负面情绪、丰富应对策略、提升认知水平、消除心理问题、激发个体潜能，以增加对现实问题的应对能力。

从实践来看，网络团体心理援助主要有以下4个独特优势：

（1）团体成员的宣泄将更加充分。在网络团体中，团体成员的倾诉很容易引起其他成员的共情，进而会更加充分地表达自己的问题、困惑及遭遇，彻底宣泄内心的无奈、压抑、痛苦、恐惧、悲伤等消极情绪。

（2）团体成员能够获得更多的归属感。刚刚进入团体中时，团体成员总会认为自己的不幸是独一无二的，孤立、无助、绝望的感受会被无端放大，随着成员们相互倾诉，大家逐渐发现，所有成员的处境相似，当大家愿意相互分享、相互支持、相互帮助的时候，孤立感、绝望感和恐惧感就会消失，进而会让大家感受到更多的归属感。

（3）能让团体成员重新点燃希望。通过与成员相互交谈，每个成员能从其他成员身上学到一些好的做法，当有一个成员表现出好转时，其他成员也就会受此影响，信心大增，希望将重新点燃，大家坚信自己也一定能像其他成员一样，恢复健康，回归生活。

（4）能让成员在指导中学习成长。在团体中，心理志愿者会为团体成员创造一个相互交流、相互学习的氛围，使他们学到心理问题发生、演变、症状表现及象征意义等知识，也可以学习许多缓解压力、降低焦虑、应对恐惧的有效策略和实用技巧，这对促进个体的康复和成长非常有意义。

2. 网络团体心理援助可分为"五种类型"

在针对新冠肺炎疫情的网络心理援助行动中，我们组织开展了大量的团体心理援助活动，其主要目标就是要在短时间内帮助更多的团体成员提高认知水平、稳定消极情绪、缓解心理压力、提供心理支持、树立必胜信心、提升应对策略、增强成员的控制感和安全感，根据这些目标，我们可以将网络心理援助中的团体分成5个类别：

第一类，网络教育团体。网络教育团体主要针对某个社区或某个群体的成员，在其相应的网络社群中开展心理健康和心理防护相关知识的宣传教育，其目的是提高大家对心理症状的觉察度和认知水平、提升心理防护知识的知晓率，增强个体心理防护意识，同时教大家掌握一些常见的压力缓解方式和情绪调控方法。教育团体的人员数量不限，活动频率一般在1～3次之间，每次以1小时左右为宜，可以以公开课的形式在微信社群、QQ群以及网络平台上进行。网络教育团体通常由2名资深心理志愿者带领：一名当主讲，重点负责讲授公开课；另一名当助教，重点负责提前确定教育主题、维持课堂秩序和收集整理问题。

第二类，网络支持团体。网络支持团体是指由一些具有相似问题特征的成员组成的网络团体，通常由1名专业的心理志愿者带队，团体成员约定见面的时间频率为每周1～2次。网络支持团体中的成员彼此之间可以自由地交流思想与感受，也可以相互倾诉、相互安慰、相互支持、相互鼓励。在此期间，网络心理志愿者的身份是观察员的角色，其主要任务不是引导团体完成某种任务，而是维护团体正常运转，召集大家按时参加团体活动，并在团体出现矛盾或消极倾向时进行干预，以维持团体的正能量和支持性，让每一位成员能从中感受到滋养和支持。参与支持团体的成员，大多数问题比较简单，主观上并不愿意接受个体心理辅导，只想和更多"同病相怜"的人在一起分享信息、交流心得、互相支持，和团体成员一起共克时艰。

第三类，网络减压团体。减压团体是专门针对一线医护人员及相关工作人员设计的一种针对性很强的网络团体。研究发现，紧张、高压会使人体处于一种慢性应激状态，使机体免疫监视功能减弱，进而影响免疫反应。我们设定的网络减压团体一般容纳5～8人，只在微信群视频中进行，主要是为了方便操作，一般由1名网络心理志愿者带领，团体活动每次1小时左右，频率由团体成员共同决定，可每天1次，也可以每周2～3次，主要以分享减压经验，交流减压心得，学习减压技巧为主，目的是帮助团体成员方便地学习高效的减压方法，以保持良好的工作状态，提高自身免疫力。

第四类，哀伤辅导团体。这是一个深度治疗性团体，该团体主要由刚刚受到重大心理创伤（亲人突然离世、家庭出现变故）的成员组成。哀伤辅导团体必须由网络团体中 1 名资深的心理志愿者带领，团体成员控制在 8 人以内，并且人员要相对稳定，只出不进，直到团体结束，团体活动的频率可设定为每周 2 ～ 3 次，总次数应设定在 10 次以上，团体志愿者的主要任务是引导团体成员充分表达创伤体验，宣泄压抑的情绪，鼓励大家相互支持，共克时艰，目的就是要恢复团体成员的心理功能，以适应日常生活，预防创伤后应激障碍或自残、自伤和自杀现象的发生。

第五类，网络咨询团体。咨询团体是网络心理援助的最常见团体，主要是针对团体成员存在的失眠、抑郁、焦虑、恐惧、愤怒等情绪症状进行团体咨询，团体可由 1 名咨询经验丰富的网络心理志愿者带领，团体成员可控制在 20 人以内，咨询频率可控制在每周 1 ～ 2 次，每次 1.5 小时左右，总频率可控制在 10 ～ 20 次，团体志愿者的主要任务是帮助团体成员分析情绪症状的心理根源，教会成员掌握调控情绪的技巧和方法，并对问题严重的团体成员提供必要的心理干预，帮助其走出心理困境。

网络团体心理援助还可以组建出更多的团体，如分享式团体、训练式团体、自助式团体等，但是，针对新冠肺炎疫情中援助对象的具体需求，我们重点摸索并研究了以上 5 类团体的组建和实施，在这里，与大家简单分享，这其中尚有许多问题没有深入探讨，希望以上介绍能起到抛砖引玉的作用，也希望更多的心理志愿者不断实践，持续探索，让网络团体心理援助发挥更大的作用。

3. 网络团体心理援助的"技术图谱"

网络团体心理援助对心理志愿者的要求很高，除了必须具备丰富的个体网络心理援助经验之外，还必须掌握必要的网络团体带领技术，这些技术可能源自各个团体心理流派，但是，在心理志愿者眼中，这些技术没有流派区别、出处差异、大小之分，只有能用和不能用、有用和没有用、好用和不好用之别。在本小节，笔者将从实践中为大家选择 20 种团体心理援助可能使用到的技术，一一进行简要介绍，这些技术既可以被广泛地应用于教育团体、支持团体和减压团体，也可以用在咨询团体、哀伤辅导团体中，并能取得很好的援助效果。为了叙述更加简洁，笔者将把团体网络心理援助的志愿者（团体的指导者）简称为团体志愿者或志愿者，把团体网络心理援助的援助对象（求助者）简称为团体成员或成员。

（1）倾听。与个体网络咨询中的倾听所表达的意思基本一致，团体志愿者不仅自己要坚持主动、完整地聆听团体成员的表达，还要鼓励其他成员一起认真聆听，保证团体成员能够充分表达，充分宣泄，且全程不做任何评判，做到无条件接纳，从而提升成员对志愿者的信任和开放程度。需要强调的是，在倾听过程中，志愿者不仅要认真倾听成员所讲的语言内容，还要注意收集团体成员的非语言信息；不仅要自己认真倾听，还要引导成员一起认真倾听。

（2）重复。重复即团体志愿者直接复述团体成员所陈述的某句话，以引起成员对自己某句话的重视、注意及思考。当团体成员的表达含混不清、令人费解、不合常理或与事实不符时，团体志愿者可重复其原话，以确认所讲的内容。例如，当某团体成员说："在我朋友确诊（新冠肺炎）的前一天，我和朋友在一起待过一会儿……"由于"待过一会儿"这个信息比较模糊，含混不清，所以团体志愿者就要使用重复技术来引起团体成员的关注，可以这样表达："你和你的朋友在一起待了一会儿？"通过使用重复技术，可以有效地促进团体成员聚焦于自己的表达，提升自我觉察力，增强团体成员的自我认知。团体志愿者在使用重复技术时要注意 2 个问题：一是不要做无意义的重复，那样会分散团体成员表达注意力，显得志愿者缺乏专业性；二是要选准时机用，不能太直接地打断团体成员的表达，可以选择其表达中的停顿或空隙来重复。

（3）澄清。当团体成员在表达时意思模糊不清、过于概括、不够具体或前后矛盾时，团体志愿者可以通过重复、提问和具体化等技术来快速澄清，其目的就是要帮助团体成员对自己的问题有更加清晰的认识。举一个例子，当某成员说："那天从学校回来，在路上，我就注意到自己有点咳嗽，我很担心自己已经感染上了新冠病毒，回到家里，赶紧吃药，妈妈还要给我量体温，确实有点热，这个时候，我更加担心了。"志愿者要重点围绕 2 个方面进行澄清：一是为什么觉得自己可能感染了还要回家？二是有点热，热到多少摄氏度？是否在正常范围内？团体志愿者使用澄清技术时可以这样说："你怀疑自己已经感染了新冠肺炎，还回家接触妈妈？""你说自己有点热，究竟热到什么程度？有没有超过37.3℃？"使用澄清技术时，需要注意 3 个问题：一是澄清的内容应该是团体成员普遍感到迷惑不清的，而不仅仅是个别成员感到不清楚的；二是澄清时志愿者应该语言简练、清晰明了，不使团体成员产生歧义，一听就懂；三是澄清不能过度，不要频繁，不能烦琐。

（4）摘要。摘要即团体志愿者将团体成员互动中的重要信息进行简要综合归纳后，向成员重新表达的过程。摘要的过程非常考验志愿者的记忆能力、总结能力和表达能力。摘要主要有 2 个作用：一个是将散乱的信息与内容提炼加工，帮助成员快速回顾团体交流进程；另一个是通过简要的概括归纳，引导团体朝下一个目标前进。志愿者在制作摘要时，应注意 3 个问题：一是摘要不能太长，语言要简洁明快，清晰明了；二是摘要应覆盖团体成员所谈的主要内容，不能以偏概全，也不能遗漏重点内容；三是摘要不是总结，其目的是承前启后，推动团体向前发展，将团体引向深入，而不能只停留在摘要处就结束了。

（5）情感反应。情感反应全称为情绪情感反应，即团体志愿者将团体成员在表达中所蕴藏的情绪情感呈现到团体中，其目的是澄清成员的情绪情感状态，增强其自我认知度和觉察力，同时以此来加深团体中志愿者与成员、成员与成员之间的关系。举一个例子，当团体成员说："发现自己也发热了以后，我赶紧服药，同时把自己关在房间里，连吃饭都是父母送到门口，生怕传染了家人。"志愿者要进行情感反应时，可以这样说："你发热后，怀疑自己感染了新冠肺炎，害怕再传染给家人，为此而感到非常担心，是这样吗？"通过情感反应，志愿者可以有效地引导成员聚焦于自己的情绪情感体验，关注自己内心的感受，以促进内省与反思。志愿者进行情感反应的时候，应注意 3 个方面的问题：一是情感反应只反应团体成员的情绪情感体验，不能掺杂志愿者自身的情绪和情感；二是反应团体成员的情绪情感要准确，不能过度，也不能轻描淡写；三是当团体成员表达了多种的情绪情感体验时，情感反应要聚焦其当前的感受。

（6）反馈。反馈指团体志愿者对团体成员进行认真的观察之后，将观察结果真诚地告诉成员，其目的是增强团体成员的觉察力。反馈不仅要包括志愿者对每位团体成员的观察结果，还要包括对整个团体的观察结果。反馈不仅可以增加志愿者与成员之间的互动，增强双方的信任关系，还能帮助团体成员提升其对个人的认知、对团体的觉察。团体志愿者运用反馈技术的时候，需要注意3个问题：一是反馈要具体、真诚，要对团体成员的自我认知及团体的发展有所帮助；二是反馈要客观、中立，不掺杂个人的主观评判；三是反馈要慎重，也要及时，慎重就是说观察要连续、认真、仔细，而及时则是说在观察和反馈之间不要间隔时间太长，应注意时效性。

（7）共情。共情也叫同理心，与第五章中的所讲的共情意思相近，共情要求团体志愿者要站在团体成员的立场上，将心比心、设身处地地体验其感受及想法，并将自己的感受与想法表达出来。共情在网络团体中非常重要，它是建立信任关系、促进深层沟通、融洽团体氛围、鼓励志愿者自我探索的重要手段。在网络团体心理援助中，进行共情时要注意3个方面的问题：一是共情要客观、中立和节制，不能过度，也不要主观；二是共情要及时，要在成员表达情绪情感之后及时表达；三是志愿者不仅要与团体成员共情，还需要与整个团体共情。

（8）提问。提问是指团体志愿者通过向团体成员针对性地发问，促使成员对某一问题进行澄清、具体化或积极思考的一种咨询技术。使用提问技术，主要有3个目的：一是就某些表达不清的问题进行澄清；二是就模糊不清的问题进行具体化；三是引导和激发团体成员的主动思考和探索动力。在网络团体心理援助中，使用提问技术要注意4个问题：一是避免无效提问和重复提问；二是提问要有目的性和针对性；三是提问要注意方式方法，不要引起志愿者的阻抗；四是避免出于个人好奇而提问，而应围绕团体目标设计问题。

（9）解释。解释是指团体志愿者依据某一种心理学理论或个人经验，对团体成员的行为、想法、感受做出适当的说明和阐释，从而使成员能够对问题有一个全新的认识。其目的不仅是要鼓励团体成员进行深度的自我探索，还要为成员理解团体中发生的心理现象提供一个新的视角。解释是团体进程中的润滑剂和催化剂，可以让团体流畅舒适地进行下去，让团体成员从中受到启发、获得领悟。团体志愿者在使用解释技术时要注意 3 个问题：一是不必对成员的所有问题进行解释，而是要选择难以理解或重要的问题进行解释；二是解释要简单清晰、准确无误，容易被团体成员接受；三是解释技术要有理论支撑或者实践依据，才能起到消解困惑的作用。

（10）面质。面质指志愿者发现团体成员身上存在矛盾的地方，然后适时地指出来，引导成员反观自己的问题，其目的不在于向团体成员说明他做错了什么，而是客观地呈现矛盾，以帮助成员正视矛盾，反思自己，消除防御，从而促进身心的统一和谐。面质主要是针对团体成员言行不一致、理想与现实不一致、思维逻辑不一致以及双方意见不一致等矛盾现象加以检视，以此鼓励成员真诚地自我反省，思考存在矛盾的根源，主动寻求解决问题的方法。在网络团体心理援助中，面质技术的使用需要注意 5 个方面的问题：一是面质不要随意用，不要使用频率过高，否则，容易破坏团体氛围，影响信任关系；二是面质的使用要有理有据，要以事实为依据；三是面质要避免无情的攻击，避免个人发泄；四是面质要以帮助团体成员为目的；五是面质要建立在良好关系的基础上，一般在团体刚建立的时候，即使发现矛盾，也不要急于面质，面质是否成功与时间的选择和时机的把握关系密切。

（11）自我表露。自我表露也叫自我开放或自我暴露，它的意思是说在团体进行过程中，如果碰到团体成员自我封闭或出现阻抗而不愿意表达时，志愿者可以适时地向成员暴露自己的相关信息，以消除阻抗，推动团体进程，激发团体成员的表达欲望。自我表露通常只在团体进程受阻、需要推动或加速团体进程时使用，在使用时需要注意 3 个方面的问题：一是自我表露要适度，要起到应有的作用，过度的表露只会喧宾夺主，阻碍团体进程；二是自我表露要适时，要找准时机，主动暴露；三是自我表露要注意方法和策略，应达到预期的效果和作用。

（12）催化。催化也叫促动，它的本意是"让事情的发生变得更容易"，在网络团体中，它的意思是鼓励团体成员积极参与、激发团体成员创新行动。在团体成员沟通互动的过程中，志愿者可以用开放性的提问和启发式的引导充分调动团体成员的积极性，提升团体成员的沟通效率，加速实现团体目标。在网络团体中使用催化技术的目的就是要让每一位成员尽可能从多个角度汲取智慧、达成有效共识，自发地承诺行动起来。在网络团体中使用催化技术时，志愿者应注意2个问题：一是催化过程中的讨论、交流、辩论、质疑、碰撞，一定要高效务实，结合实际，避免空对空，陷入泛泛而谈的境地，坚决防止出现催而不化、议而不决的局面；二是要牢记一个真正有意义的催化不是志愿者一个人来催化团体中的一名成员，而是要催化团体中的所有成员。

（13）支持。支持是志愿者建立良好团体气氛，增强信任感，鼓励成员向困难挑战的重要手段，也是成员勇敢探索自己的动力之源。它的意思是指通过向团体成员提供口头保证、给予精神鼓励、增强情感回应，让其体验到安全感和稳定感，也包括在团体志愿者的影响和带动下，成员之间提供的相互支持。团体成员之间的相互支持有利于促进成员的自我疗愈，可放大团体咨询效果。团体志愿者使用支持技术时，需要注意2个问题：一是支持技术的使用不能脱离现实，不能一味地只追求口头上的支持，需要与成员的现实处境相结合；二是志愿者要善于调动团体成员的积极性，发挥每一位成员的潜能，提供多样化、多角度的支持。

（14）调节。调节主要指针对网络团体中某一种不恰当的行为或某一种不合适的现象进行调整，使之正常化、合理化，能够被团体成员普遍接受。在网络团体中，成员的表达通常会比地面团体的表达更大胆一些、更随性一些，在这种情况下，难免有些人的表达会出格，如果团体志愿者不出面阻止、调整，任其发展下去，不仅会对个别成员造成伤害，还可能会影响团体的氛围和功能。例如，有些成员在团体中说脏话、骂人、说谎，故意哗众取宠、含沙射影地侮辱他人，志愿者就必须及时予以调节。志愿者调节团体中不恰当的言谈举止时要注意4个问题：一是调节的是行为或语言，而不是人，不要针对某个成员，而只针对某种现象；二是调节的内容主要是团体成员普遍反感或影响团体氛围的现象，而不是个别成员不满意的行为或语言；三是调节行为要慎用，不宜过多，否则会影响团体进程；四是调节的过程中志愿者应小心谨慎、把握尺度，不要引起成员反感和误解。

（15）评估。在网络团体中，评估既是一项工作，也是一门技术，它要求志愿者对团体进程、成员参与度、团体动力、团体安全性及目标达成情况等多项内容进行评价和判断，目的是全程监督团体的发展、变化及取得的成绩，对出现的问题进行随时纠正和改进，以确保团体目标的实现。志愿者在评估时，需要注意

3个"结合":一是将定量评估与定性评估结合起来,定量评估可引入10分量表,在1～10分之间依据主观感受打分,定性评估可设定评估的等级词语,如好、较好、差等,也可以采取开放式描述性的评估;二是要将阶段评估与全程评估结合起来,即不仅要在团体进行的重要节点进行评估,还要在团体进行的过程中随时评估;三是把志愿者个人评估与成员评估结合起来,也就是说,志愿者不仅要主动积极地带头评估,还要想方设法调动成员参与评估。

(16)设定目标。网络团体的目标设定非常重要,没有明确目标的团体是低效的和盲目的。在网络团体中,志愿者一般会在开始阶段,与团体成员一起商量、讨论、确定咨询目标,并设定实现目标的路线图。举一个例子,在抗击新冠肺炎疫情时,我们的网络减压团体就有明确的目标:减轻心理压力,调节消极情绪,提升个体免疫力,同时,我们还制定了减压方案,规定了每一次减压的具体方法、策略及计划达到的效果等,这对提高团体工作效率非常有帮助。当志愿者带领团体按照计划有规律地进行时,本身就能给团体成员带来稳定感,就能起到减压的作用。在网络团体中,设定目标的意义非常大,不仅可以充分调动大家的参与积极性,引领团体活动方向,还可以激活团体智慧,整合团体资源,有利于快速达成团体目标。设定目标要注意3个问题:一是团体目标要明确、具体、可操作、易实现,这有助于增强成员的自信心;二是团体目标要尽可能涵盖大多数成员的小目标,符合成员的意图,这有助于调动大家的参与热情;三是团体目标最好是由团体成员讨论之后共同确定,而不是由志愿者独自确定,然后告知大家。

(17)建议。在网络团体中,建议就是向团体成员提出意见、给予忠告、布置作业、鼓励其做出新的尝试。建议可以由志愿者直接提出,也可以由小组成员来表达。恰当的建议可以加速团体进程,不恰当的建议不仅会阻抗团体进程,还可能破坏团体氛围。志愿者向团体成员运用建议这一技术时,需要注意以下3个问题:一是不要建议次数太多,频率太高,否则会引起成员的阻抗;二是建议需要巧妙的表达方式和高明的表达策略,生硬的建议不仅不能被团体成员接纳,还可能会引起成员的反感;三是建议不能太具体,要能激发成员的主观能动性,不然会使成员产生依赖心理。

(18)保护。保护就是志愿者守护团体的氛围及成员的安全。团体志愿者对团体的保护包括 2 个方面：一是保护团体的氛围不被某成员的行为或语言破坏；二是保护团体成员不被其他成员攻击或伤害。例如，成员中有人表示"自己在感染新冠肺炎后一直得不到有效治疗的时候，内心曾萌生过一种破罐子破摔的想法和传染其他人的冲动"，本来这是团体成员真诚的一种表达，并且这也只是一种想法，并没有付诸行动，却遭到了团体成员的鄙视和攻击。在这种情况下，志愿者就要对其进行保护，避免其受到其他团体成员的无情攻击，并引导大家正确认识内心的冲动与付诸行动之前的差异。需要强调的是，志愿者对成员的保护要适时、必要，但不能过度，否则不仅起不到保护应有的作用，还会引起其他团体成员的忌妒和不满，甚至会破坏团体氛围，影响团体进程。

（19）示范。在网络团体进行的过程中，团体成员会一直观察志愿者，并学习模仿其语言、行为或思维，这是团体产生效果的一种重要因素。如果志愿者在团体中能展现出诚实可信、积极勇敢、心胸开阔、思维活跃、坚定自信等优秀品质，必然会对成员产生很好的心理激励作用和榜样带动作用；反之，如果志愿者表现出狭隘偏执、自私自利、盲目自恋、狂妄自大和胆小懦弱，则会让团体成员感到失望和无助，进而影响团体氛围。需要注意的是，在网络团体中，志愿者的示范作用往往是潜移默化的，是在处理情况、表达观点或自我暴露的过程中表现出来的，而不是主动刻意地进行示范、标榜自己，让成员向自己学习。

（20）结束。结束是指在完成团体任务、实现团体目标后，准备解散团体时要做的事情。结束既是团体的一项工作，也是带领团体的一项技术。团体在何时结束？以什么样的方式结束？结束时要做些什么？结束以后还应该注意些什么？这些都是团体志愿者应该注意和思考的问题。若处理得好，结束就顺理成章，会成为团体成员成长的新起点；若处理不好，则有可能引发新的问题，拖延团体进程。一般在团体结束时，志愿者应该注意 4 个问题：一是要对团体进展进行整体评估，看看团体工作是否让大家感到满意；二是要检查团体成员是否能勇敢地面对未来和现实，迎接未来的挑战；三是要和团体成员约定后续评估的方式和时间；四是要针对个别问题尚未完全解决的成员进一步商讨解决问题的方案。

以上 20 种技术是网络心理援助团体的通用技术，是作为一名网络团体志愿者必须掌握的基本技术，这些技术从前到后，可分成 3 类：第一类是用于建立关系的技术，主要包括倾听、重复、澄清、摘要、情感反应、反馈、共情7种；第二类是用于推动团体发展的技术，主要包括提问、解释、面质、自我表露、催化、支持、调节7种；第三类是用于促使团体成员行动的技术，主要包括评估、设定目标、建议、保护、示范、结束6种。每一项技术在使用的过程中，都有其独特的作用和功能，志愿者要结合团体进程及成员的需要针对性地灵活使用，以确保充分发挥这些技术的效用和功能。

4. 网络团体志愿者必备的"六种素质"

网络团体心理援助是网络心理援助中非常重要的一种形式，说它非常重要，既因为网络团体能同时吸纳处于不同地域的人参加，又因为网络团体大大提高了心理援助的工作效率。当然，工作效率的提高并不仅仅取决于心理援助的组织形式，还取决于网络心理志愿者的能力素质。网络团体对心理志愿者也有很高的要求，主要有以下6个方面的素质要求：

（1）要具备多种优秀品质。作为一个网络团体的志愿者，一言一行都会对团体成员产生影响，对成员有示范作用，所以应该具备多种优秀品质，主要有包容、开放、灵活、温暖、客观、积极、自信、善良、诚实、耐心、敏锐、积极向上、有亲和力、有力量感、心理健康、充满正能量。

（2）要有丰富的工作经验。这里的工作经验不仅包括生活经历、学习经历，还包括个体的咨询经验，尤其是团体的咨询经验。志愿者个人的生活阅历越丰富、生活兴趣越广泛，就越有可能了解团体中不同成员的心理需求及变化，而个体咨询和带领团体的经验越丰富，就越能自如地掌控团体进程，当然，这样的志愿者在处理团体中的各种情况时，更能够做到得心应手，也更容易取得成功。

（3）要擅长带领团体活动。在网络上带领团体与地面上带领团体有许多的相似之处，一名不擅长在地面带领团体的志愿者，在网络上也很难把团体带好。优秀的网络团体志愿者应该在平时就积累了丰富的带领各种团体的经验，然后将这些丰富的经验迁移到网络团体中，而不是在网络心理援助活动中才开始慢慢地积累经验。

（4）要具备团体活动的主题知识。在开展某个特定主题的团体活动之前，团体志愿者应该提前学习积累相关主题的知识。例如，针对新冠肺炎疫情的哀伤辅导团体，就需要志愿者对新冠病毒有一定的认识和了解，对罹患新冠肺炎的病人在治疗及康复中的相关情况以及家属的心理特点有所了解，还要对受到重大心理创伤的病人心理危机发展变化规律有所了解，否则，就无法获得团体成员的信任和配合，也就无法带好团体。

（5）要精通各个团体流派的理论和技术。网络团体中可能出现的情况瞬息万变、复杂多样，一个流派的理论和技术不能解决所有问题，因此，作为团体志愿者，不仅要有丰富的实践经验，还要精通各个团体流派的理论和技术。实践表明，一名缺乏丰富理论背景和实战技术的志愿者在团体进程中，无法将团体带入实质有效的阶段，也无法达到理想的预期效果。

（6）要具备危机处置的能力。在网络团体中，由于存在心理危机的成员并不是一两个，可能会有多个同时存在心理危机的成员进入团体中，在这种情况下，志愿者需要把握好不同成员心理危机的触发点或临界点，需要恰当地分配注意力，同时关照到多名成员的心理需求，甚至还要同时处置多名成员的心理危机，这对团体志愿者来说，是一个非常大的考验，若志愿者之前没有积累丰富的处理危机的能力，便可能会将团体成员置于危险之中，所以处理危机的能力是志愿者的必备能力，也是保护团体正常顺利运转的关键能力。

最后，需要说明的是，目前，我们只从实践中总结出了网络团体心理志愿者应该具备的基本质素，当然，网络团体志愿者应该具备的素质肯定不止以上所讲的 6 条，应该还有许多，甚至不同性质、不同类型的团体对志愿者有更加具体的要求，在此就不一一赘述了。

5. 网络团体中不容忽视的"七个问题"

相比针对个体的网络心理援助而言，网络团体心理援助要复杂许多，不仅要进行入团访谈、现状评估、资料收集、建立关系等一系列专业工作，还要涉及团体成员的招募、组织和管理等非技术工作，其中需要注意的问题和事项比较多，下面结合此次新冠肺炎疫情中的网络团体实践，特别强调组织网络团体时应该注意的 7 个问题，具体如下：

（1）发起网络团体要有计划性。在网络心理援助中，是否需要组织开展团体活动，不仅取决于援助对象的心理需求与工作需要，还与志愿者自身的专业素质和特长有关，需要志愿者结合各种因素来综合判定，若有必要开展网络团体心理援助，一定要提前制订详细的实施计划，告知团体咨询的起止时间、团体性质、人数规模、活动频次、活动地点（多在微信、QQ、微师等网络平台）、志愿者简介等信息，以确保团体开展的规范性、严肃性和有效性。

（2）团体咨询活动要有目标性。任何一个团体活动的开展都是为了达到某个特定目标，在新冠肺炎疫情背景下，组织网络团体要区分问题的轻重缓急，区分对象的心理需求，然后确定不同的团体目标，如减压团体、教育团体、哀伤辅导团体的团体目标有很大的差异，若网络团体缺乏明确的目标，就很难形成整体合力，也很难整合各方资源为团体服务，当然，最终也就很难使团体成员真正从团体中受益。

（3）网络团体要保持相对的稳定性。在网络团体中，稳定是一个非常重要的疗愈因素。网络团体一旦开始，成员就会逐渐在团体中表露自己的问题及感受，与此同时，成员对其团体的依赖性也逐渐增强。如果能一直保持团体的稳定性，那么成员在团体中的表达就会更加深入，团体的效果也会越来越好。如果团体经常更换志愿者、调整团体活动时间或者人员进出频繁，就会使得团体的稳定性受到严重影响，破坏成员的安全感以及对团体的信任感，从而使团体的效果大打折扣。

（4）网络团体活动无须面面俱到。在网络团体进行的过程中，团体成员的需要和感受必然会有一些差异，这是正常现象。作为网络团体志愿者对此要有正确的认识，没有必要在团体中追求让每一位成员满意，只要能够让大多数人满意，团体就是成功的。如果过分地强调让每个人满意，可能最终会顾此失彼，让大多数人不满意。如果在团体中有个别成员的问题比较突出，可以考虑在团体活动之后进行个别咨询，不要让团体成员因迁就某个人而影响了正常进程。

（5）团体志愿者要与助教协调好。网络团体一般需要 2 人来带领，一人是团体志愿者，另一人是团体助教，2 人在开始工作之前，要明确分工，加强协作。一般来说，志愿者主要负责前期策划、与成员进行访谈、全程带领团体、处理各种情况，助教主要负责收集信息、管理成员、后期追踪回访，必要时，还要协助志愿者进行危机处理。从某种意义上讲，团体是否成功，在很大程度上取决于志愿者与助教配合的质量。

（6）危机干预要提前准备。在网络团体进行的过程中，危机状况随时有可能发生，为了防止个别成员出现意外，志愿者需要在团体开始前做好几套危机干预预案，并让每一名成员登记自己的具体住址以及紧急联系人的电话，并予以验证和保密，其目的是为了保证出现意外时能够第一时间通知各方人员进行紧急救援。即使这种情况出现的可能性非常小，但作为团体志愿者也应该尽百分之百的努力做好这项工作。

（7）团体中的个别成员转介要及时。在网络团体中，由于大多数成员之间并不熟悉，所以难免会有个别成员不适应团体或不喜欢团体志愿者，于是中途就想退出，碰到这种情况，作为团体志愿者，应该立即果断地判明情况，允许其退出并及时转介，可建议去做个体咨询，也可以转介到别的团体中。

以上所强调的 7 个问题，对网络团体志愿者来说是容易忽视的小问题，却对网络团体心理援助成败与援助质量高低有着直接或间接的作用，需要网络团体志愿者和助教在实践中加以注意。除此之外，团体志愿者所处的环境、网络音／视频信号、成员请销假的制度等更小的问题也要加以注意。

第八章　我们用心守候在网络的另一端
——网络心理援助部分心理咨询案例实录

在前面，我们为大家介绍了网络心理援助的产生与发展、组织与实施、应该遵循的伦理规范及基本原则、求助者常见的心理症状、心理志愿者常用的技术和疗法以及网络心理危机干预的相关问题。本章主要收集整理了在新冠肺炎疫情暴发后，我们的志愿者在网络心理援助行动中所做的咨询案例，为了让大家了解咨询过程中各种理论、疗法及技术的应用细节，我们采取了对话形式，以更加贴近真实的方式为大家呈现咨询的全过程。虽然我们所做的案例比较多，但是由于保密原则的限制，只能选择几个比较典型的案例，在征得求助者同意的情况下，完成脱密处理之后与大家一起分享，目的是为了让大家能够更好地掌握网络心理援助的理论与技术，为更多的求助者服务，使更多的求助者从中受益。

1. 我只想找个人说说

个人信息：五月花，38岁，女，医生。

求助原因：内疚、焦虑、恐惧、失眠、压抑、无处诉说。

咨询方式：微信语音。

咨询次数：1次。

咨询时长：共42分钟。

五月花：老师，是我朋友推荐我找你的，你是做心理援助的老师吗？

志愿者：是的，我是心理志愿者王邀。

五月花：我现在处境不太好，感觉很压抑，想找您聊聊！

志愿者：可以呀！你现在是什么状况？

五月花：我现在感到很内疚、很焦虑、很担心，也很害怕，唉，我都不知道该从哪里说起才好！

志愿者：没关系，你别急，慢慢说。

五月花：那我就详细一点，你帮我分析一下，看看我到底该怎么办才好？

志愿者：好的，你现在遇到什么困境了？

五月花：我是武汉当地医院的一名内科医生，新冠肺炎疫情暴发以后，我们医院紧急抽调了许多医生，当时，我正准备休假过年，也突然被抽调过去了，休假就这么停下了，我所在的科室是肝胆科，并不属于直接相关的科室，我也没有诊疗这方面疾病的任何经验，刚开始，我们所穿戴的防护设备太少，我们不进ICU的医护人员基本上只能做到二级防护，所以，还是存在一定的感染风险，我的几个同事都被感染了，我心里特别害怕，特别紧张，但是每天看着那么多人来看病，我也就什么都不顾了，只能坚持。可是，就在3天前，我突然感到自己也不太对劲了。

志愿者：出什么问题了？

五月花：我在上班时发现自己头晕、咳嗽，还有发热症状，我特别害怕自己也被感染了，更害怕我会传染给别人，给医院增加麻烦，所以，我赶紧报告领导，领导知道后二话没说，立即让我先停止工作，并给我安排做了核酸检测，结果还没有出来之前，领导让我先自行隔离观察，随时报告情况。我带了一些医院给开的药就找了一家小宾馆，把自己隔离起来了，我不敢回家，只能在电话上给家里人说一下这件事，家里人也很着急，尤其是我儿子被吓哭了，我也哭了。

志愿者：你老公是什么反应？

五月花：我老公也流下了眼泪，但很快就忍住了，他很着急，准备给我送些东西过来，让我先在宾馆隔离，但是我没有同意，我怕他出来不小心也被感染，因为，这个病毒确实比我们想象中要可怕，所以，我没有让他出来。

（听她如此讲述，我内心不知不觉地开始敬佩她了！对一个女人来说，能做到这些，真的是太不容易了！）

志愿者：你真的很坚强，很理智，我能感受到你的不容易。

五月花：其实，我平时也不是那么坚强，可是，现在情况特殊，我没有办法，我不能再让我的家人感染了呀！

志愿者：你说得对，我支持你！你所在的宾馆怎么样？

五月花：不太好，这里只能住，不能吃饭。我住的这个小宾馆的老板特别好，一听说我是医生，就坚持让我免费住，还把他家的电饭锅借给我用，专门为我买了许多吃的东西，包括面条和油、盐、酱、醋等，我给钱，他硬是不要，这让我非常感动。

志愿者：是呀，老板是个好人，我也非常感动。那老板会有危险吗？

五月花：应该不会，他的宾馆还有其他人也在隔离，还有工作人员专门检查，防护做得不错，老板更是小心，我们很注意，没有直接接触，消杀措施也很到位。

志愿者：那就好！你现在怎么样？

五月花：感觉很不适应，而且还可能要隔离十几天，其实，从昨天到今天，我除了担心、害怕之外，最让我感到困扰的是内疚，我自己很清楚，我被抽调过去之后，一直有点儿不自信，也不在状态，许多情况下我都不清楚，我觉得自己并没有真正地帮助到需要帮助的人，还有可能传染给他们。你知道不，我现在的症状表明我极有可能中招了，只是没有确诊而已，我接触过好多人，很可能会传给别人，作为一名医生，没有治好别人，反倒传染了别人，这是最让我内疚的事情。如果只有我自己被传染，那我倒不怕，如果又传染了别人，他们会怎么想，我甚至不敢想……一想到这些，我就难受。

志愿者：是呀，如果真传染了，这确实是一件让人内疚和难受的事情！不过，现在结果还没出来，你现在内疚是不是有点早了？

五月花：今天就能出来了！如果不是，我肯定还要回到医院继续工作，那我也不会内疚了！也不用怕了，可是那个概率能有多大呢？

志愿者：不管有多大，我们要内疚也得有科学依据呀！如果内疚错了，岂不是让人笑话了？

五月花：呵呵，老师，你这么说，我倒是头一回听到！

志愿者：我也只是说了一个事实而已，不是吗？

五月花：也是呀！按理说，虽然是二级防护，我也是很注意的，怎么会感染呢？

志愿者：你想想自己有什么重大的防护失误？

五月花：没有，应该不会的，我们所有的医生都是相互监督、相互提醒，不会有重大失误的，前面所说的已经感染的人，也不是在医院感染的，是在外面感染的，而且都是刚刚一觉察可能感染，就立即隔离、立即检测，没有接触几个人。

志愿者：按理说，你的内疚不应该来自传染别人，因为这只是个概率的问题，并且还没有得到验证。

五月花：你说得没错，其实，与怀疑自己传染了别人相比较，不能帮到别人更让我感到内疚。

志愿者：这怎么讲？

五月花：我是从其他科室抽调过来的，本来就不够专业，加之刚开始的时候，我对这个病知之甚少，自己还没有完全把这个病弄清楚，却要帮助病人，虽然也有专业的主治大夫在，我们只是帮手，但是我感觉自己并不能有效地指导病人，并不像我在以前的岗位上那么得心应手，那么如鱼得水，那么有成就感，这才是最让我受不了的事。

（说到这里，她开始有点难过，抽泣了几声！我明白，自责内疚似乎能减轻她的难受，但此刻，她确实需要有人理解她的想法、处境和行为。）

志愿者：若不是遇到这场前所未有的危机，我想，哪个医院也不会这么做的。

五月花：是的，我知道这是特殊时期，医院也是没有办法。

志愿者：况且这个病目前国内外专家都没有完全搞清楚，你完全不用对自己这么苛刻，那样只能让自己承受更大的心理压力，压力大了还会影响免疫系统的功能……

五月花：老师说得有道理，我明白，我现在就一直在努力调整自己，同时也在等待检测结果，等结果出来了，我再做打算。

志愿者：是的，现在这样做才是明智的，今天就好好休息吧，调整一下状态。

五月花：嗯，谢谢老师。和你说一说，我心里放松了许多。

志愿者：如果结果出来，也告诉我一声！

五月花：一定的！谢谢老师，你们也挺辛苦的！

志愿者：我们在大后方，也想发挥一点作用，所以只能通过网络做心理援助了。

五月花：心理援助真的很重要，我觉得我们一线的医护人员最需要了，我们心理压力真的很大！

志愿者：若能帮助到你们，我也很高兴！若再有需要，可以随时联系。

五月花：再次谢谢老师！

志愿者：不客气！

（一天后，我收到了她的信息，说自己正在上班，昨天下午检测结果就出来了：阴性。说自己可能是感冒引起了慢性咽炎，所以领导通知她结束隔离，到医院继续上班，她听到这个消息的时候，心情瞬间轻松了起来，之前的许多症状也没有了。我这才松了一口气，并给了她一些鼓励。）

咨询小结：有时候，心理援助并不是非要志愿者帮助求助者解决多少的问题，倾听求助者的问题本身也是一种帮助，当求助者感到孤立无援的时候，倾听和共情就是最好的帮助，可以帮助他们卸下包袱，获得精神上的暂时轻松和片刻休整。我们一定要相信求助者来求助并非代表她无能，她只是想寻求一个"精神驿站"，补充能量，再度出发。所以，作为志愿要做的并不多，但一定要专注和用心，一定要不偏不倚，恰到好处。

（本案例由心理志愿者王邈提供）

2. 谁控制了我的体温

个人信息： 小凤仙，32岁，女，国企员工。

求助原因： 年前与家人一起外出旅游，路过荆门，返程时被隔离，发现体温高低不定，内心感到紧张、恐慌、焦虑。

咨询方式： 微信视频、语音、文字。

咨询次数： 2次。

咨询时长： 共67分钟。

第一次咨询　时长42分钟

小凤仙：老师，你是做心理援助的志愿者吗？

志愿者：是的，我是心理志愿者王邈，你好，我能帮你做点什么？

小凤仙：老师，我现在特别害怕，我希望能够得到你的帮助。

（她说话的语音有些颤抖，语速很快，好像很害怕的样子，我想，她的问题一定很严重。）

志愿者：不用客气，也不用紧张，是什么让你如此害怕？

小凤仙：我发热了！37.5℃。

志愿者：这个温度是有些高！你现在在什么地方？

小凤仙：宾馆。

志愿者：怎么会在宾馆？

小凤仙：是这样子的，我们一家4口人，我、老公、女儿还有婆婆住在桂林。年前，我们准备自驾回南阳老家过年，我们出发得很早，一路边走边玩，其间，在湖北荆门住了一夜，在春节前5天回到了老家，初二早晨，听说我们老家也开始禁止人员流动了，所以我们就赶紧返程绕道重庆回桂林，结果走到半路上，被要求隔离观察，原因是曾经去过湖北。现在，我们在宾馆已经隔离14天了，过会儿如果检测没有问题，我们今天就要解除隔离了。

志愿者：听起来，你们一路挺不容易的，那在隔离期间，你有没有发过热症状？

小凤仙：是很不容易，不过还好，工作人员对我们照顾得很周到。其间，我发热过 4 次，但医生说没有问题，可能是我太紧张导致的。

志愿者：那你觉得呢？

小凤仙：我很担心，我一直担心被感染，因为我们在荆门住过一个晚上，所以，感染的概率还是很大的，但工作人员说没事，我想应该就是没事的，可是，过会儿，如果体温还是不能降下来，我估计，我们就走不了，怎么办呀？

志愿者：那你的家人现在怎么样？

小凤仙：他们没有任何症状，只有我体温不稳定，时高时低，我心里很不踏实，尤其是昨天晚上，知道我们今天做最后一次检测，如果没有什么问题就可以解除隔离了。我早上一起来，自己先试测了一下体温，是 37.4℃，还是有点高，刚才我吃完饭，又测了一下，是 37.5℃，我担心不能通过检测，如果不能通过检测，说不定，我得一个人留下来隔离，那样的话，我就会更加担心，我肯定坚持不下去的，我该怎么办呀？老师，你能不能帮帮我？

（听她的口吻，几乎是在哀求我，我想她一定感到非常紧张，非常慌乱。从她所提供的情况来看，她的发热，极有可能是紧张引发的，属于心因性的躯体症状，我判断她在生活当中受暗示性是非常强的，但是这个想法得验证，于是，我很想了解一下她家人的看法。）

志愿者：你发热的这个问题，你家人是怎么看待的？

小凤仙：我老公说是我想出来的，还说我的胆子太小了；我婆婆说隔离 14 天了都没大问题，肯定没事的，她让我别害怕、别紧张，放松一点，可是我就是放松不下来。

志愿者：这些天一直都不能放松下来吗？

小凤仙：也不是，睡觉后应该能放松下来，吃饭的时候也应该是能放松下来的。

志愿者：你的体温升高一般是在什么时候？

（我突然意识到，"发热"这个词不能再用了，因为这个词容易让她联想到新冠肺炎，所以，我悄悄地用体温升高取代了发热，希望能降低她的受暗示性。）

小凤仙：我想想，嗯……应该是在我紧张的时候？

志愿者：你一般什么时候会感到紧张？

小凤仙：当我注意力集中在体温上的时候，尤其是在有人要测量体温时，温度就会升高，平时没有测量的时候，我也没感觉到不舒服，那应该就没有什么问题。

志愿者：所以，你觉得这其中的问题应该在哪里呢？

小凤仙：那肯定是我想出来的。可是，我的体温确实是升高了呀，这是事实。

（我很欣慰，她已经明确地使用"体温升高"这个词，而不用"发热"了，我想，问题确实是出在她身上，她应该是一个受暗示性比较强的人，而这也是一个可以用来帮助她的切入点。）

志愿者：你说得没错，体温升高是事实，可是，如果我们知道它产生的原因是紧张而不是感染新冠病毒，那就不用那么担心了！因为，你一直担心的不是体温升高，而是感染新冠病毒，不是吗？

小凤仙：噢！也是的，因为我去过湖北，在荆门住了一个晚上，所以我就想，自己很有可能被感染了，而且我体温还连续几次升高，所以我就认为自己肯定是被感染了。

志愿者：去过湖北的人不一定会被感染，体温升高不一定就是新冠肺炎，虽然在理论上，存在一定的概率，但显然，这个概率也会存在于你的身上，不过极低，如果你真是因为感染而发热，测试你体温的工作人员早就把你收治入院了，最关键的是，你一直都和家人在一起，他们却没有问题，说明你也应该没有问题。

小凤仙：嗯！就算是我确定没有感染，可是我还是控制不住紧张，体温还是会升高，这怎么办呢？

志愿者：你感觉现在体温还高吗？

小凤仙：嗯，现在好像感觉好多了！应该没有问题了吧！老师，你能不能教我一些放松的方法？

志愿者：可以的，我教你 3 种方法，你可以在紧张时用一用，应该能快速有效地放松下来。

小凤仙：太好了！谢谢老师！

（突然间，响起了一阵急促的敲门声，然后外面传来声音"测体温啦！"）

小凤仙：老师，不好意思，估计是工作人员测体温了，我去开门，微信先不要挂，3 秒钟就测完了。

（紧接着，就听见开门声，然后就是一阵听得不是特别清楚的对话，再然后，就听到了有工作人员清晰地报告了一声"36.8℃"，最后，又听到一阵清脆的关门声。）

小凤仙：老师，刚才测完了，体温是36.8℃，正常，工作人员说，我们现在就可以走了。

志愿者：那就太好了！

小凤仙：老师，你能不能把刚才说的放松方法教我一下。

志愿者：好的，其实，这些方法很简单。

小凤仙：你教的时候，我直接体验一下，应该就能学会。

志愿者：第一种方法叫深呼吸放松法，把眼睛闭上，斜靠在沙发上，让身体放松下来，先做腹式呼吸，在吸气的时候，先吸足，然后再吸一口，在呼气的时候，先呼透，然后再呼一口，你先体验一下……在呼吸转换之间，你会体验到一种放松的感觉，如果体验到了这种感觉，就让这种感觉在全身慢慢扩散，与此同时，把所有的注意力集中在自己的气息上，保持气息的相对均匀，坚持5分钟，你应该就能体验到全身放松的感觉了。

（大约只过了3分钟，她就主动地睁开了眼睛，表示自己已经感觉到放松了，显然她有些迫不及待了。）

小凤仙：好，第一种方法我已经学会了，咨询结束后，我还会自己练习的，第二种呢？

志愿者：第二种是想象放松法，你也体验一下吧，先把眼睛闭上，排空自己大脑中的杂念，回忆自己曾经去过的一个温馨、舒适、轻松的场景，想象自己置身其中，去体验曾经体验过的放松感觉，你想到的是什么？

小凤仙：我想到，去年冬天去三亚度假时住的那个海边别墅，中午家人们午休了，我一个人坐在小花园里，别墅周围的栅栏旁边是绿树繁花，不时有蝴蝶飞来采蜜，小鸟在欢乐地歌唱，白云从头顶上飘过，远处是茫茫的大海，海上漂着几艘星星点点的帆船，摇摇晃晃地由远到近，我半躺在沙滩椅上，旁边的小圆几上放了一些香甜美味的瓜果，微风送来淡淡的海腥味，感觉舒服极了，那是一种前所未有的放松体验……

志愿者：再坚持让自己在这个环境中多待一会儿。

（大约 10 分钟后，她不待我唤醒，就自己睁开了眼睛。）

小凤仙：我能感觉到放松，这种方法挺好用的，我会了，以后紧张时我会练习的。

志愿者：你掌握了就好，不一定今天就必须练习。

小凤仙：谢谢老师！我现在感觉好多了。谢谢你在危难关头伸出双手，让我感受到了温暖！

志愿者：言重了！这是我们应该做的事情！

小凤仙：我们也该出发了，如果以后再碰到什么问题，我还能联系你吗？

志愿者：可以的。

小凤仙：再次感谢老师！

志愿者：祝你一路平安！

（大约 6 个小时后，我突然接到她的微信语音信息，大意是说，她们在前面下高速，又要面临检查，测体温，前面已经有人因为体温过高而被隔离观察，所以，她现在很紧张，体温已经升高到 37.5℃了，不知道怎么办，家人安慰也起不到作用，不知该如何是好？在我还没有想好如何回复的时候，她就已经迫不及待地拨通了微信电话。于是，我就接通了。）

第二次咨询 时长 25 分钟

小凤仙：老师，我现在又开始紧张了！你教的方法我前面都用过了，但现在突然又忘记了。

志愿者：听起来，你又有点紧张了！

小凤仙：是的，我很紧张。估计再过 20 分钟，就该轮到我们检测了，虽然我的家人都在身边，可我还是紧张！老师，你把之前放松的方法告诉我就行了，我自己来放松。

（我想，这应该不是忘记放松方法的问题，而是心理素质不好，过度关注体温检测这件事造成的。于是，我想先分散一下她的注意力。）

志愿者：好的，我会告诉你的。你能描述一下现在外面的情况吗？

小凤仙：我们正在通过高速路口，前面有许多车正在排队检测，工作人员都是全副武装，看起来像防化兵一样，好恐怖呀！我们后面还有车源源不断地开过来排队，估计和我们一样，都是准备返程复工的人员吧。

志愿者：你是做什么工作的？

小凤仙：我是国企职工。

志愿者：这次回老家是休年假？

小凤仙：是的，结婚快 10 年了，第一次春节回老公的老家过年，没想到还遇到了疫情。

志愿者：这个谁也没想到呀。

小凤仙：其实，出发前我就听到了一些风声，但没想到现实情况比我想象的严重许多。

志愿者：确实出乎大家的意料了。你们领导知道你现在的处境吗？

小凤仙：知道，领导说让我小心，不着急上班，先要安全回去再说。

志愿者：是的，安全才是最重要的。

小凤仙：没错。对了，老师，再过 10 多分钟可能就要检测我们了，刚才和你说话的过程中，我突然想起了你教我的放松方法。

志愿者：那就太好了，你现在试试。

小凤仙：好的，我先把眼睛闭上，开始腹式呼吸……

（在我的语音陪伴下，她一边开始放松，一边嘴里念叨着，开始慢慢地专注了起来。我能听到她的呼吸声，由不均匀变得均匀起来，大约 10 分钟后，她睁开了眼睛。）

志愿者：现在感觉如何？

小凤仙：感觉好多了。刚好，测体温的就在前面，马上就要检测我们了，谢谢老师，就到这里吧！

志愿者：好的！祝你好运！

（10 分钟后，我又收到了她的微信，大意是说她顺利通过了检测，体温检测结果是 37℃，低于留观的标准温度为 37.3℃，现在正准备再前行 30 千米，上另一条高速，再有四五个小时就能到家了。然后对我表示了感谢。）

咨询小结：人在过度紧张的时候，的确会出现许多躯体症状，这些症状与过度关注自己、自我心理暗示强以及心理素质差等因素有很大的关系。在新冠肺炎疫情背景下，由于过度紧张而导致的假发热现象很多，面对这些现象，在短时间内，心理志愿者的陪伴和心理支持非常重要，而作为求助者及家人，也应该学会一些转移注意力的方法、掌握身心放松的技巧、多做一些积极的心理暗示。除此之外，从长远的角度来看，还是要重点增强心理素质，提升个人的认知水平，不断健全和完善自己的人格。

（本案例由心理志愿者王邈提供）

3. 难以释怀的悲伤该如何安放

个人信息：海之流，46岁，男，私企员工。

求助原因：妻子因病去世，孤独无援，内心痛苦，无处排解，有轻生的念头。

咨询方式：微信电话。

咨询次数：1次。

咨询时长：共50分钟。

海之流：老师，你好！可以向你求助吗？

志愿者：当然可以，我是心理志愿者王邈，你遇到什么问题了？

海之流：我……我……我怎么给你说呢？我现在状态很不好！

志愿者：不要着急，慢慢说，你现在是什么状态？

海之流：唉！人生中最黑暗的时刻到来了，本以为我能应对，可没想到，我居然如此脆弱！

志愿者：你遇到了什么问题？

海之流：我现在到底该怎么办呀？

（说着说着，我突然听到了他轻轻地抽泣起来，感觉很伤心，我一时间不知该如何安慰他，我还没有见过男性求助者哭过，我想，他一定是遇到了非常伤心的事情。）

志愿者：发生了什么事情，让你如此伤心？

海之流：我妻子不在了！

（又是抽泣。我没有说话，一直在等待他继续说下去，可是2分钟后，也没有听到他说话，于是我赶紧追问了一句。）

志愿者：这到底是怎么回事儿？

海之流：老师，你确定你有时间听我把话说完吗？

志愿者：我确定，我会一直认真听你说话的。

海之流：谢谢老师！我实在是找不到人说话，我心里实在是太难受了！太痛了！我觉得现在活着一点意思也没有，如果不是因为有孩子，我早就不想活了。

志愿者：你这么说，我想，你一定非常痛苦。

海之流：真的是非常痛苦！用针扎心又不能出声的那种痛，我相信没有人能理解这种痛！

志愿者：我相信，那一定非常痛。

海之流：非常非常痛！不到1个月，去世了3位好朋友，都是因为感染新冠肺炎，我才刚从失去好朋友的痛苦中缓过来一点，没想到，我的爱人突然去世了！

志愿者：也是因为新冠肺炎吗？

海之流：不是，她是心脏病，心衰。我们年前在医院住院，本来病情比较稳定，可是突然暴发了新冠肺炎疫情，由于情况不明，医生们很紧张，我们也害怕感染，所以就给医生请假，先回家过年，医生本来不同意，但情况特殊，也没有其他更好的办法，于是就同意让我们春节过后，等疫情稳定了之后再来继续住院，谁知道，还没等我们去医院，她在一天夜里突然去世，我连一点心理准备都没有。

（说到这里，他突然沉默了。随后又抽泣了一阵子，我一直在静静地等着，直到他停止了抽泣，我们才开始继续谈下去。）

志愿者：这实在是太突然、太意外了！

海之流：是的，她的病情虽然也挺严重的，但是完全有机会康复，没想到……都怪我，是我太大意了。那天，睡觉前，我还和她因为一点小事吵了几句。本来，我应该让一让的，可是没忍住，我本来要道歉的，可是，那天太困了，我也没有道歉，然后就睡着了，我原来计划晚上多起来几次关注她的情况，可是，那天夜里我实在是太困了，一觉就睡到天亮，醒来后，妻子就死在我的身边，我夜里居然没有任何察觉。

志愿者：你是什么时候发现的？

海之流：第二天早上天快亮的时候，我才发现，当时就快崩溃了，我对不起妻子，我还没有让她过上幸福的生活，我们去年刚还完房贷，还没有享受几天，她就病了，然后又走得这么突然。30年的同学，20年的夫妻，她就这样不辞而别了！

志愿者：你们从小学就是同学？

（他略作停顿，我赶紧补问了一句话，没想到，他也正好要讲话，我们都停顿了一下，意思是让我先说，但我觉得他肯定有许多话要说，于是就一直保持沉默等着他说。）

海之流：是的，我们从小学四年级起就是同学。我爸爸是当兵的，我从山西随军到武汉，在她所在的学校上学。她是我们班里最善良的女孩，当时，同学们都不理我，孤立我，只有她不顾同学的反对和我交往，帮助我顺利地融入班级中，后来，我们一起上初中、高中，再后来，她上了大学，毕业后她先是在广州一家公司工作，后来，因为要照顾家里生病的父母，就从广州辞职回来，而我上了个电大之后，就接了我妈妈的班，到企业去上班。这期间，我和她一直有书信往来，也经常电话联系，她从来没有嫌弃过我。她从广州回来后时间不长，我们就结婚了。婚后，虽然我们过得很辛苦，却一直过得很幸福，后来，我们有了孩子，时间过得很快，2020年，孩子已经18岁了，马上就要参加高考了，我们的孩子学习成绩特别好，他答应妈妈要考一所好大学，可谁也没想到，事情居然发展成这个样子，现在一切都成了泡影。

志愿者：真是太遗憾了！妈妈的去世对孩子的影响一定很大。

海之流：是的，孩子非常难过，其实，妻子住院期间，他就已经有点不专心学习了，现在妈妈去世了，他更受影响了。昨天下午，殡仪馆的人把我妻子拉走了，来送行的亲人加上我和儿子，一共不超过10个，场面太让人难受了。可是，疫情期间，又有什么办法呢，我只能把所有的伤心都埋在心里，我儿子哭得特别伤心。

志愿者：是呀，你和儿子都正在经历着人生最大的悲伤。

海之流：我甚至连好好哭一场的时间都没有，等疫情结束，我会去看她的，我一定要好好陪陪她，把我的心里话都说出来。

志愿者：这样做或许能让你心里也轻松一些。

海之流：或许吧！可是眼下，我连倾诉的人都找不到，只能找老师说说。

志愿者：我很欣慰你能把心里压抑的事情讲出来，这样你就能好受一点了！

海之流：谢谢！和你说了这么多，感觉好一些了，不过，请不要笑话我不够坚强。

志愿者：不会的，我很感谢你这么信任我。

海之流：老师，人活着的最大意义是什么呢？

志愿者：为什么这么问？

海之流：我觉得，我之前活着的全部意义就是为了能让妻子快乐、幸福，现在，她突然走了，我接下来要为谁活着？为儿子吗？为父母吗？我觉得，他们都比我坚强，唯有我的内心是最脆弱的。

志愿者：你和妻子之间的感情很真挚，很感人，很淳朴，我想，她的离去，你肯定是最伤心的。

（他又一次哭了，很伤心的那种！我一直保持沉默，静静地等待着他表达自己的悲伤，这样大概持续了3分钟。）

海之流：老师，你不用担心我，我没事的。

志愿者：其实，我真的很担心你。你现在情绪不是很稳定，还处在最艰难的时候，我担心你的安全。

海之流：老师，你不用担心，我没事的。

（我知道，他能哭出来，说明问题真的不是很严重，但也绝不能大意。必须引导他，让他的思维处于安全状态才行。）

志愿者：我相信你一定能度过这个艰难的时期。事情已经发生了，你还得勇敢地面对，接下来，你有什么打算吗？

海之流：也没有什么具体打算，我得先把自己调整好，然后帮助孩子也坚强起来。他现在有姑姑陪着，我还能放心一些。现在的问题是，我不能和孩子对视，四目一对视，两个人的眼泪都会流出来。今天中午吃饭的时候，我们对视了一下，然后就哭了好一阵子，饭都没有吃成。不能再这样下去了，我必须振作起来，然后帮助孩子恢复状态。

志愿者：是的，孩子现在也很脆弱，你们需要互相安慰。平时，你和家里人谁能谈得来一些？

海之流：妹夫和表弟。其实，我还有一个朋友，我愿意和他再说说。我们是发小，关系一直很好！

志愿者：那就在恰当的时候和他联系一下。

海之流：他知道我的处境，他之前联系过我好几次，今晚他还会联系我，需要时，我会和他说的。

志愿者：你遇到这么大的事情，我很抱歉不能帮助你很多！

海之流：已经帮助很多了，现在我的心情已经平静了许多！

志愿者：我一直很担心你，你感到难受，需要找人聊聊的时候，可以随时联系我。

海之流：谢谢老师！你放心吧！我只是向你倒倒苦水，我会很坚强的，我还要看着儿子考上理想的大学，到他妈妈坟前报喜。

（说到这里，他又沉默了一会儿，显然是想到什么了。）

志愿者：刚才想到什么了？

海之流：没事了，刚才我的脑子里突然想到我和儿子拿着通知书到他妈妈坟前的场景，真希望时间能过得快一点。

志愿者：如果你开始忙起来的话，时间会过得很快。

海之流：是的，我明白了。接下来，我还有很多事情要处理，感谢老师的陪伴！感谢你在我最需要的时候没有拒绝我，还给了我支持和希望。

志愿者：客气了！这是应该的，那今天就到这里。

海之流：谢谢老师！再见！

（2周后，我主动发信息询问情况。他回信息说，这几天比较平静，孩子在上网课，认真备考，他自己在家每天做饭，搞保障，一切还算井然有序，然后又表示了感谢。）

咨询心得： 亲人的突然去世往往会给求助者带来巨大的心理创伤，如果及时疏导，引导求助者及时表达，充分宣泄，往往能够有效地防止创伤后应激障碍的发生。本案例中，志愿者引导求助者恰当地表达内心的感受、充分地宣泄内心的压抑以及认真倾听、及时共情、最大限度地接纳与支持等因素都是正确且关键的做法。面对求助者的巨大创伤和心理风险，志愿者不要急于让求助者进入我们设计的哀伤辅导程序，而是要先用语言先把求助者的思维引导到安全状态，然后再充分利用求助者自己的哀伤处理机制，确保求助者的心理危机处在可控水平，最后，如果有必要，还可以提供一些自我调节的心理技巧。

（本案例由心理志愿者王邈提供）

4. 是什么让我如此紧张

个人信息： 小圆钉，37岁，女，银行职员。

求助原因： 经常感到紧张、恐惧，反复被噩梦困扰，难以入眠。

咨询方式： 微信电话。

咨询次数： 1次。

咨询时长： 共53分钟。

小圆钉：老师，您是心理志愿者吗？

志愿者：是的，我是心理志愿者王邈。

小圆钉：我有一个问题想向您求助！

志愿者：你遇到了什么问题呢？

小圆钉：我最近总是感到紧张、害怕，晚上噩梦不断，经常从梦中惊醒，已经失眠好久了。

志愿者：你怎么会这么紧张、害怕呢？

小圆钉：要说也没什么，可能就是受疫情影响吧，但是，我们当地的疫情已经控制住了呀！按理说不应该是疫情的问题。

志愿者：可是，你首先想到了疫情。

小圆钉：是的，就这个事曾经让我害怕过，其他事儿，我也没有害怕过呀。最重要的是梦里出现了与疫情相关的事情。

志愿者：是什么？

小圆钉：梦里出现了戴口罩。

志愿者：你能不能把这个梦完整地说一遍？

小圆钉：好的。我梦到和孩子去商场，孩子手里拿着一个小东西玩，走着走着，孩子手里的东西不知怎么突然就卡住了喉咙，然后就倒地干呕，好像是要把那个东西咳出来，但是试了好几次也没有成功，我想求助其他人，却突然发现，商场里空无一人，我害怕极了，于是我赶紧打了120，半天没有人接电话，我急坏了，突然间，我感觉自己的喉咙也开始卡得不行，我灵机一动，把口罩拿出来戴上了，然后，就感觉轻松一些了。但是，孩子依然咳个不停，不知为何，我当时的第一反应是他可能感染新冠病毒了。于是，我再一次拨打120，终于有人接了，可是，当被问到我所在的地点时，我却说不清楚，然后那边就把电话挂了，我又开始着急，一急就醒了。这就是我的梦。

志愿者：你在梦中的着急、害怕明显吗？

小圆钉：我能感觉到，挺明显的。

志愿者：现实中你有没有这种害怕和着急呢？

小圆钉：没有明显的感受，对新冠病毒或多或少有一点害怕吧，但这应该是每个人都有的。

志愿者：是的，梦中的小孩子是你的孩子吗？

小圆钉：是的，是我女儿，她10岁了。

志愿者：她在现实中还安全吧？

小圆钉：非常安全，自从疫情暴发以来，一直在家里，学校没有开学，她几乎没有出去过，我敢保证她是安全的。梦里说我们去商场了，而实际上，我们根本没有去过。

志愿者：你自己一个人去过吗？

小圆钉：我去过，人很少，我防护得很好，所以，应该也没有问题，而且这个时间已经过去3周了，我丝毫没有觉得害怕，我想，应该与此没有关系。

志愿者：那在做梦之前的一段时间里，还有没有发生什么事情可能与此有关？

小圆钉：想不起来了。

志愿者：这样说吧，就是你在做梦之前发生了什么样的事情，让你觉得最有可能与感染新冠病毒有关？

小圆钉：我想想……我想起来一件事，可能就是这件事。

（她的声音虽然停顿了一下，但随后的话语中透出了几份确定的感觉，我知道，她肯定是有新的领悟了。）

志愿者：什么事情？

小圆钉：我有个大学同学，我们关系非常好，她是武汉人，但她一直在我们这座城市里住，好几年都没有回武汉了。但是，春节前，就是在武汉封城的前一天，她的父母从武汉来到她家过年。之前，这个事我一点都不知道。

志愿者：那你是什么时候知道的？

小圆钉：1周前，我们这里刚刚解禁的时候，我就去找她玩，因为我知道她近期没有去过武汉，所以她是安全的，在吃饭的时候，我问到了她父母，她就给我讲了她父母如何从武汉来到西安的过程，简单地说，就是3次买票，3次退票，最后坐神州专车从武汉来到了我们这座城市，她讲得非常生动精彩，在最后，她还说她家的那栋楼有3个人确诊了……但我基本上没有听进去，我突然感到了一阵莫名的担心，我也知道，她父母已经被隔离了1个月左右，应该是安全的，但是我内心仍然很不安，我一直在极力地掩饰自己，并没有让恐慌表现出来，要不然，就太尴尬了。

志愿者：虽然你没有表现出来，但内心已经非常在意了。

小圆钉：是的，我非常在意，所以很快我就找了个理由结束了我们当天的行程，与她告别后，在回家的路上，我就不淡定了，我一直在想，万一呢，万一她父母都是无症状感染者，她也是无症状感染者，那我呢？我的家人呢？

志愿者：你直接回家了吗？

小圆钉：是的，我最后还是选择相信她，回家了。

志愿者：家人知不知道这件事情？

小圆钉：晚上我悄悄地告诉了老公。

志愿者：他有什么反应？

小圆钉：他非常生气，把我臭骂了一顿，说我太自私、太大意了，让我马上去另一套房子自行隔离。

志愿者：你呢？

小圆钉：我自知理亏，就道歉了，他没有接受，我也没有隔离。

志愿者：为什么？

小圆钉：因为，我想如果真要传染的话，早都传染上了。现在隔离也已经晚了。

志愿者：你说服自己了吗？

小圆钉：没有吧。我一直很自责，也在责怪我的同学，怪她没有事先告诉我。接下来几天里，我就开始有点神经了，先是老公一直不理我，后是我开始特别注意观察孩子的变化，她稍微咳嗽一声，我就会紧张，然后就给她一天量10次体温，总在叮咛她把口罩戴好，我也是非常紧张，不仅多次量体温，也特别注意戴口罩，甚至在家里，我都不把口罩取下来，感觉这样子能稍微心安一些，一旦打个喷嚏或者咳嗽一声，我就会非常紧张，一定要量一下体温才能放心。

志愿者：这种情况下，你内心是一种什么样的感觉呢？

小圆钉：感觉孤立无援，就像做错事的孩子。

志愿者：你老公一直这样吗？

小圆钉：已经4天了，一直这样子对我。与这个梦类似的还有几个梦，但都记不清了，就这个梦还记得非常清楚。

志愿者：你现在能理解自己的梦吗？

小圆钉：有点明白了。是不是说，我太担心自己的孩子了。

志愿者：这一点肯定是有的，但核心不是要表达这个意思。

小圆钉：那要表达什么？

志愿者：梦中的孩子虽然表面上是你的孩子，但实际上她也代表了你自己。

小圆钉：我自己，是我内心幼稚的一面吗？

志愿者：不仅是幼稚的一面，还有孤立无援、痛苦受伤、求助无门、焦虑恐惧的一面。

小圆钉：是这样呀！差不多，我确实有这种感觉。那120就是表明我去求救？

志愿者：是的，就是遇到了心理危机，需要求救，打电话有沟通的意思，而电话打不通，就表示沟通不畅通。

小圆钉：那我求助的是谁呢？是医院吗？

志愿者：你当时梦中打的是什么电话？

小圆钉：我感觉打的是急救电话，但又感觉是私人电话。

志愿者：如果是私人电话，那这个人是谁呢？

小圆钉：难道是我老公？

志愿者：你老公？

小圆钉：是的，我们俩就因为这个问题难以沟通，梦中的那个人就是一直生气着，让我感觉不愿意和我沟通，然后我就很焦虑。

志愿者：现实中，你和老公不能顺利沟通，有焦虑吗？

小圆钉：当然了。我很焦虑的，因为许多事情都要依赖他，这几天，我们很少说话，话不投机，他的气还没消。不过，这个都没什么，过几天就能好，最关键的是，我以前一直以为这个梦在预示着我和小孩感染了新冠病毒，快吓死我了，听您这么一分析，我放心多了。

志愿者：是呀，梦中的情况只是表明你的顾虑和担心，并不预示着就要发生这个事情。

小圆钉：老师，我基本理解这个梦了，但是还有最后一个小问题，不知我能不能再问一下？

志愿者：当然可以，什么问题？

小圆钉：梦中孩子喉咙卡住了什么东西，这有什么寓意吗？

志愿者：当然有，其实，你刚才已经隐约说到了这个意思。

小圆钉：是吗？！我没注意，老师提示一下。

志愿者：刚才，我说了，这个小孩就是你自己，你和同学关系很好，所以肯定不能当面怪罪她隐瞒实情，因为她可能也认为已经过了很长时间了，大家应该都是安全的，但没想到，你会特别在意这万分之一的可能。

小圆钉：我只是有一点点在意，但是我老公是特别在意，他比我细心一百倍，绝不允许在新冠病毒这个事情上有任何闪失，因为他以前是医生。

志愿者：还有，你也不能怪罪你老公，因为你知道他是对的。你是两头受气，难以言说，所以就有一种卡的感觉，而这种感觉是如此不好受，使你就有了求助的需求，然而求助无门，你就着急了。

小圆钉：老师的分析很严谨，我明白这个梦了。谢谢老师！老师，您告诉我，那我被感染的可能性到底有多大呢？

志愿者：很小很小，或许比万分之一还小，甚至可以忽略不计。

小圆钉：嗯！太好了！感谢老师！我明白了，现在突然有一点轻松的感觉了，有一种胸口压着的大石头被拿走的感觉。

志愿者：那就好。那我们今天就到这里？

小圆钉：太好了！感谢老师的无私帮助！再见！

志愿者：再见！

（11天后，我收到了她的信息，说自己及家人都没有事，然后自己才彻底放心了。我也放心了。）

咨询心得： 这个案例是以梦的形式呈现出来的，现实中的焦虑跑到了梦中，配合令人担心的画面，难免会让人多想，但这并不代表梦会有预测性。而实际上，当梦被分析了以后，梦者理解了梦中情境的来源，理解了梦真正要表达的意思，梦中的谜团也就解开了，求助者心理的焦虑和恐惧也会随之消除。作为一名心理志愿者，有可能在实施心理援助的时候碰到各种情况，求助者可能有多种需要，包括要求分析梦，所以心理志愿者掌握更多的心理技术是非常有意义和有必要的。

（本案例由心理志愿者王邈提供）

5. 谁来拯救我

个人信息： 莫莫，43岁，女，医生。

求助原因： 自卑、焦虑、恐惧、抑郁、情绪低落，无幸福感，活着没有意义。

咨询方式： 微信语音。

咨询次数： 1次。

咨询时长： 共60分钟。

志愿者：（电话铃声响起，接听电话。）喂！你好！请问哪里？

莫莫：你好，请问你是疫情心理援助的心理老师吗？

志愿者：是的，我是这次心理援助的志愿者李本修，你看我怎么称呼你啊？

莫莫：李老师，我姓王，你叫我莫莫就好了。

志愿者：莫莫啊！我们能聊点什么呢？

莫莫：李老师，我快要发疯了，如果再这样下去我很快就要死去的。我总是想着白茫茫的一片，总是怕别人抢了我的医用物资，我不准别人这样做，作为一名医务工作者，我担心别人将现有的医用口罩乱发下去，心里总是想着：这么多确诊病例，以及疑似病例，一个一个医务人员被感染，她们需要的口罩多啊！所以我不敢和患者接触，一接触就怕别人传染我，而且一直让自己感到那白布的东西再回到自己的身上才感到安心。我每天都有这么多的想法埋在心里，老师，为什么会有这么多恐怖的想法在我的心里呢？你不会笑我吧，我真的快撑不下去了……

志愿者：莫莫啊！不要紧，你先找一个相对安全的地方坐下来，我们慢慢来聊聊怎样？

莫莫：不好意思，李老师，我怕……

志愿者：（感到莫莫还是不信任我！）莫莫，不用怕，李老师会替你保密的，我现在就在你身边陪伴你，你是安全的，这是我们心理援助老师的原则。

莫莫：哦！我只是觉得我的问题很怪，很怪。李老师，你说我怎么会有这样

的想法呢？（讲完这一句她就哭了起来）

志愿者：莫莫不要急，你刚才是说：你面对的新型冠状病毒确诊患者和疑似病例挺多，需要的口罩挺多，当下，医院面临口罩严重缺乏，你经常接触他（她）们，害怕被传染，所以你有担心和害怕，是吗？

莫莫：是的，我现在有一种生不如死的想法，我真的撑不下去了。

志愿者：莫莫，我想问你，你和你身边的同事说过吗？

莫莫：当然没有，这怎么会和其他同事说呢！如果你不是心理老师，我也不会和你说的！

志愿者：首先感谢你对我的信任，其他同事有困惑也是不会同你说的，对吗？

莫莫：是的。

志愿者：好的，我们来谈谈吧！你是从什么时候有想死的想法的？

莫莫：我是湖北武汉人，我所在的医院就是确诊患者的指定医院，15天前就有死的想法了。

志愿者：那你工作肯定是很紧张、焦虑的，时常感觉挺累，时常担心会被感染，是这样吗？

莫莫：是……的！我很紧张，很焦虑（提不起精神），有时候我还会分心，分心去想送来的病人，医院都住不下了，这叫我如何是好？再这样下去就完了，我现在根本不想去工作了。

志愿者：莫莫，不用着急，你慢慢说，我有点好奇，你这几天是怎么过来的啊？

莫莫：我这几天是度日如年，真想早点结束生命，可是我想到了我5岁的儿子，非常可怜。

志愿者：嗯！我知道了，是你5岁的儿子给了你继续活下去的勇气，是这样吗？

莫莫：是的，我现在接触了这么多病人，不排除自己已被感染新型冠状病毒了，不能见家人，这真是生不如死啊！

志愿者：你在新型冠状病毒来临之前有这个想法吗？

莫莫：5年前有过，但以前都是想过就算了，没有现在这么强烈，而现在是传染病高发期，又没有特效药，这不是等死吗？既然等死，还不如一死为快啊！

志愿者：等等，我有点好奇，你想过用什么方式去死吗？

莫莫：我想过在洗手间吊颈而死，这样也不被人发现，还挺快活地离去。

志愿者：好的，除了这种方式，还有其他方式吗？

莫莫：没有了。

志愿者：莫莫啊！你最好的同事是谁？

莫莫：没有最好的。

志愿者：莫莫啊！那有没有相对关系比较好一点的呢？有她的联系方式吗？

莫莫：（思索了片刻）这个嘛！倒有一个，她叫刘某，她的电话：135……

志愿者：嗯！你确定她能帮助你？

莫莫：确定，我同她的关系相对较好，她能帮我。

志愿者：太好了。刘某和你在同一个医院吗？

莫莫：嗯，是的。

志愿者：莫莫啊！你和家里的人关系怎么样？有联系方式吗？

莫莫：同家里的人关系还可以，有联系方式，我记不住了。但是我不想打扰他们，安安静静的多好。（沉默）

志愿者：莫莫啊！能听见李老师的声音吗？

莫莫：李老师，能听见的。

志愿者：莫莫啊！你之前说过，你是一位大夫，你看到被新冠肺炎感染的患者越来越多，确诊病例在不断上升，你作为医务工作者，感到无能为力，自己被传染的概率越来越高，好像自己也被干扰似的，你突然感到不知所措，是这样吗？

莫莫：李……老……师（声音断断续续，话语比较少，但意识是清醒的），是的。

志愿者：莫莫啊！你对新型冠状病毒的传染性比较害怕，你去检测过吗？

莫莫：李老师，我没有检测过，我更怕检测出来后，心理承受不了，更加害怕啊！

志愿者：莫莫啊！你是医务工作者，是人民群众的白衣天使，你奋战在一线，冒着生命危险，与病魔抗争，挽救了一个又一个生命，人民群众不会忘记，李老师更不会忘记，你是最棒的，我为你感到骄傲。现在我邀请你，放下心理的包袱，轻装上阵，明天早上你去做一次病毒检测，好吗？

莫莫：李老师，听到您的讲话，我信任您，您是真诚的，我感谢您对我们职业的认同，可是我不敢啊！

志愿者：莫莫啊！李老师问你一个问题，2003年的"非典"疫情，你参加过吗？

莫莫：李老师，参加过，那一次年轻气盛，每挽救一位患者心里特别高兴，根本不害怕。

志愿者：太好啦！2003年的"非典"疫情对于全国人民是一次非常沉重的打击，随处可见"众志成城　战胜非典"的标语，特别是你们奋战在一线的医务人员，我在电视上看到你们不畏艰辛地工作，热血都在沸腾，同时也流下了感动的泪水，你们的付出让我敬佩。当时的这场疫情，对于全国人民来说，是一次全新的考验，但最终还是战胜了疫情，取得了胜利。当时你没有害怕，没有退缩，勇往直前，为挽救生命而感到光荣。17年后的今天，发生了新型冠状病毒肺炎疫情，你无论在理论水平，还是治疗经验上都非常丰富，我有点好奇，你怎么反而变得担心起来了，连去做病毒检测的勇气都没有了呢？

莫莫：（沉默）李老师，明天我就去做病毒检测，不管是什么结果，我都要面对。

志愿者：莫莫啊！这就对了，你是最棒的，李老师为你做出的决定而感到高兴（鼓励，具体化）。你将会为你的这个决定而感到幸福，我相信你。

莫莫：谢谢您，李老师。（声音有力）

志愿者：莫莫啊！假设病毒检测结果是最好的情况，你有什么打算呢？

莫莫：最好的检测结果，就是没有被感染，我将继续工作啊！

志愿者：挺好的。假设病毒检测结果是最坏的结果，你又有什么打算呢？

莫莫：最坏的结果就是被感染的，医治无效而死亡啊！

志愿者：莫莫啊！我们现在都不知道结果，假设是第二种情况，也就是最坏的结果，我们能做些什么呢？

莫莫：与病魔抗争，战胜病魔，健康地生活啊！

志愿者：真棒！那你对与病魔抗争，想过具体需要做些什么吗？

莫莫：一是要振奋精神，二是不要刻意去想新型冠状病毒传染之事，三是上岗投入工作，继续打仗。

志愿者：莫莫啊！你能做出这一决定，我为你感到骄傲。那我们来谈谈，对于你振奋精神方面有哪些思考，好吗？（具体化）

莫莫：好的，李老师，我对于振奋精神是这样思考的，就是我要多想一下自己的优点、自己工作的成就，我现在的情绪不好并不代表以后的情绪不好，要接纳自己，接纳身边的患者。

志愿者：莫莫啊！我为你感到高兴，你是说要做到接纳自己、接纳患者，才能将精神振奋起来，才能面对今后的"救人"工作，是这样的吗？

莫莫：是的，李老师。

志愿者：太好啦！那我们来聊聊，你说不要刻意地去想新型冠状病毒的事情，"刻意"这个词说起来容易，可是做起来真不容易，你有哪些好的方法吗？

莫莫：（沉默3秒）对于刻意啊！就是对于自动跑到大脑里的不好的画面、不好的情景，不要让其停留太长时间，马上转移注意力，往好的方面去想啊！

志愿者：对于画面自动进到我们大脑里，不管是好的，还是坏的，也没有必要立即将其清除，我们要对其取其精华，弃其糟粕，去想美好的东西，你说是吗？（指导）

莫莫：是的，李老师。

志愿者：太好啦！莫莫，我们来聊聊"上岗投入工作，继续战斗"。投入一线的医疗救治工作，就像在前方打仗一样，医院如战场，特别是在这次新型冠状病毒战斗中，表现得淋漓尽致，你对继续投入战斗做好思想准备了吗？

莫莫：做好准备了，我准备明天投入战斗。（语气突然升高，信心十足。）

志愿者：莫莫啊！我被你感动了，可是说话是要负责的啊！没有硝烟的战场更加危险，你真做好准备了吗？（用了"可是"，重复技术。）

莫莫：做好准备了，李老师，请您相信我，我真的做好准备了。

志愿者：莫莫啊！李老师有点好奇，你怎么会有如此坚定的立场与想法呢？

莫莫：我是一名医生，救死扶伤是我的医德，我不能这样消极下去，我一定要站起来奋战在一线，为患者提供服务。

志愿者：莫莫啊！有这种想法固然重要，我对你有信心，相信你能够完成这一特殊而神圣的使命。可是……我有点担心你现在的精神状态啊！

莫莫：李老师，你看，我现在的状态挺好的啊，我都能站立起来了，您不用担心，我的精神状态挺好的！我完全没有问题了，我准备上战场去了。（虽然通过网络，但是能听出来小王的语气非常坚定。）

志愿者：等等，现在是晚上，上岗也要明天啊！

莫莫：哦！是晚上吗？我还认为天还没有黑呢！好吧！我明天就找领导"请战"。

志愿者：太好了，那你放弃结束生命的想法了吗？

莫莫：结束生命，不，我还有老公、孩子、父母亲啊！还有很多未完成的事情啊！还有很多患者需要我去治疗呢！我不能在国家危难之时，选择离开世界嘛！

志愿者：好，我邀请你做一个评分，假设放弃生命的最高分为10分，从0~10分，你为自己打多少分呢？

莫莫：1分。

志愿者：你给自己打这个分，你感到满意吗？

莫莫：非常满意，我将好好珍惜生命，健康快乐地活着，为打赢这场新型冠状病毒阻击战尽到自己的绵薄之力。

志愿者：小王啊！恭喜你，我提前为你庆功，等着你凯旋。今天时间已到，我们今天的心理咨询就到这里，可以吗？

莫莫：好的，谢谢您，李老师，您挽救了我的生命，我要努力抢救患者来报答您！

志愿者：好的，莫莫，我等着你的好消息。

莫莫：谢谢您，李老师。感恩！（电话挂断）

（结束本次咨询后，我马上给她的同事刘某打了电话，告诉她莫莫有危险，请她晚上高度关注。我告诉刘某：因为你是莫莫最信任的同事，请你注意洗手间，预防莫莫发生危险，留意2天就足够了。刘某回答说马上请示领导，并说有情况及时向我汇报。刘某第二天来电，说莫莫昨晚拿布条到卫生间，欲实施轻生行为，但被她们叫住了，避免了悲剧的发生，并转达了刘某的领导对我表示的衷心感谢。）

咨询小结：本案例中的莫莫是众多医务工作者中的典型代表，面对疫情时，由于缺乏有效的心理应对技巧而产生了心理问题。志愿者通过危机心理干预的心理学技术，帮助莫莫由"危"转"安"，健康幸福地生活。一是识别莫莫的心理危机等级，做到心中有数；二是引导莫莫探讨支持自己的社会系统；三是不断激发莫莫珍惜生命的本能，提升心理资本。

（本案例由心理志愿者李本修提供）

6. 自我隔离的代价

个人信息： 太阳光，女，27岁，小学教师。

求助原因： 害怕、紧张、焦虑，虽然已做了病毒流感的各项检查，并且结果正常，但心里仍有负罪感，回老家后自主隔离，老是怀疑自己是不是被感染了，心里一直有挥之不去的内疚、恐惧、无助感。

咨询方式： 微信语音、文字。

咨询次数： 2次。

咨询时长： 共75分钟。

第一次咨询 时长45分钟

太阳光：老师，我想求助，可以吗？

志愿者：当然可以，感谢你的信任，我是心理志愿者张耘菲，不知道我在哪方面能帮助到你？

太阳光：感谢老师。这两天看到武汉的各种信息，说武汉突然封城了，我是2天前从武汉回来的，心里特别害怕，现在我们老家这边是谈武汉色变。

志愿者：是的，这次新冠肺炎疫情特别突然，确实让人猝不及防，尤其是你刚从武汉回来，感到害怕是肯定的，也是正常的反应，我能理解。

太阳光：我回来前就做了各种病毒流感的检查，结果显示一切正常……但是在别人眼里我们从武汉回来的像"瘟神"一样，其实我感到很内疚，有一种负罪感。

志愿者：一切正常就好。疫情虽然严重但不是所有从武汉回来的人都会被感染，这一点是肯定的，你们也是受害者。

太阳光：我不知道自己有没有被感染病毒，有没有携带病毒，会不会连累家人……我身边也有很多在武汉工作、学习的朋友，他们也很崩溃，虽然我每天劝小伙伴们调整自己的心态，其实，我自己的心里也是很害怕、很担心的。

（从她的声音中，我听得出来，她是真的担心和害怕，但还在强撑着，感觉快要支撑不住了，严重缺乏理解和支持。）

志愿者：你已经表现得很勇敢了，既保护好了自己，还鼓励了身边的人。

太阳光：老师，不怕你笑话，现在我都有点草木皆兵的感觉了，打个喷嚏或者咳嗽一声都会担心自己是不是被感染了。

志愿者：我理解，也不怕你笑话，我偶尔也是，咳嗽一声或打个喷嚏都会紧张一下。

太阳光：哈哈（放松地笑）。

志愿者：在这样的情形下，我们有一些担心、害怕都是正常的，而且适度的担心、害怕还有一定的积极作用，可以让我们远离危险，加强防护。

太阳光：老师说得对，我知道了。无知者无畏，当时，我们班上有几个孩子生病发热了，我们以为是普通感冒还照常上课，后来突然听说是感染了新冠病毒，这病毒可以人传人，还可能导致人死亡，而我们没有任何防护，我当时就吓坏了，还好没过几天学校就放假了。

（听她这么说，她确实担心自己被感染了，我也担心她真的被感染了，因为她所描述的这种情况确实比较危险，我得先确定她的状况，然后才能给她提出更好的建议。）

志愿者：是呀，这种情形下，想想都会感到后怕的。对了，你现在在哪里？

太阳光：我在十堰老家。我家里人意识不到其中的危险，我让爸妈戴个口罩比教学生还难呢，最后没办法我直接把自己锁楼上不让我妈妈上来。

志愿者：这是一种英明而理智的做法。你这样做是对自己负责，更是对身边的人，甚至是对社会负责。

太阳光：呵呵，我就是觉得这样对大家都好。

志愿者：自我隔离是需要勇气和决心的，也是很辛苦的事情。你把自己一个人关在楼上，感觉如何？

太阳光：自我回来以后，我就感觉对家人很愧疚，我非常害怕自己感染了病毒，然后传染给家人，我真的感觉很害怕，但也没用，我已经打定了主意，就算是最后确诊了，我也打算一个人扛，我不想连累家人。所以，这些天，我就一个人看看电视、刷刷朋友圈、浏览一下新闻，或者是读读书，可是，我刚一静下来，心里就会涌上一种莫名的内疚、焦虑、恐惧、无助，可能是受新闻和朋友圈里的信息影响吧？我看的信息都是让我害怕和让人焦虑的信息。

志愿者：你看到的全是令你害怕的信息吗？

太阳光：朋友圈里基本全是这类信息，看完不是想哭就是感到害怕、愧疚，我才隔离了3天，就觉得自己快撑不住了，就找了一位医生朋友聊天，她和我说了很多，还说，我的状况需要有专业人士来帮助，于是就推荐了你们的链接，我就加了你。非常感谢老师耐心地听我说了这么多，陪伴了我这么长时间，其实，找专业的老师说一说真的感觉好了很多，感觉阴暗的小屋子有一束阳光射进来了，屋子里马上就亮堂起来。

（她的最后一句话非常形象和精准地描述了心理咨询的作用与功能，这是我们专业人士经常用到的一个比喻，她能这么说，我想她可能是真的感到被帮助到了，同时，这也让我突然意识到了自己的价值和所做的事情的意义，突然间，有一股暖流涌入心中。）

志愿者：感谢你的信任，能带给你一点帮助，我真的感到很高兴。

太阳光：老师客气了。其实，自我隔离的这几天，家人虽然嘴上没说什么，但我能感觉到，他们也慢慢地意识到问题的严重性了，然后大家开始都躲着我了。大年三十晚上，我妈忍不住跑过来哀求我和家人一起吃团圆饭，守年岁，我哭着拒绝了，我只想在远处看着他们安全地在一起，这样，我就很高兴了。我很怕我父母发生意外，他们年纪大了，不如我的抵抗力好。

志愿者：你都做过检测了，应该是没有问题的。暂时隔离是为了确保万无一失，确保家人的绝对安全，他们都能理解的，而且还会感激你的。

太阳光：谢谢你能这么说，突然有人能理解我，这比什么都可贵。说实话我不怕被感染，如果我被感染了，我可以冷静地自救自治，但是我怕不被理解，怕给别人添麻烦，害怕连累亲人朋友。

志愿者：跟你聊了这么多，让我更加深切地体会到和疫情近距离抗争的武汉朋友的心理感受，也让我理解了更多武汉人的不易与付出、大爱和无私。向你们致敬！

太阳光：谢谢你，老师！我不在武汉还好些，我的同事们在武汉，听说他们有人即使有咳嗽症状，也不敢出门买药，怕被感染，更怕自己感染了别人，给他人和社会添乱。

志愿者：真的很感谢你们！你们真的很伟大！

太阳光：谢谢老师！你这么说……我真的感觉好多了！我接下来准备好好利用隔离的这段时间充实一下自己。

志愿者：很好呀，你可以从明天开始试着做个时间计划表，让自己更充实些，保持规律的生活。

太阳光：之前还打不起精神，现在突然觉得有许多事情要做，我真的希望把最近的感受和网络见闻都记录下来，将来在课堂上好好教育学生。

（她能这么讲，我打心底里高兴，多么好的老师呀，我忍不住想夸她几句。）

志愿者：这是一个不错的想法。这场抗疫行动，中国人的英勇表现就是最好的爱国主义教育和三观教育的鲜活素材。

志愿者：是的，我也是这样认为的。

太阳光：老师，我以后再有问题，还可以联系你吗？

志愿者：可以，提前预约就行。那我们今天就到这里？

太阳光：好的，谢谢老师，老师你早点休息。

志愿者：晚安！我们心理志愿者会一直在你身边。

太阳光：谢谢你，相信有你们在身边，武汉很快会从茫然恐惧中走出来的，谢谢你，谢谢所有的守护者们。晚安！

第二次咨询　时长 30 分钟

太阳光：老师好！我还想再找你聊聊！

志愿者：可以的。这几天感觉怎么样？

太阳光：现在没有之前那么恐慌了，但还是静不下心来学习，坐下来10分钟，就想看看新闻或者找同事们聊聊，可是聊完之后，又感到非常担心、害怕、焦虑，无法全身心地投入要做的事情中去，最让我担心的是，今天早上刚起床，发现头晕晕的，好像是发热了，感觉好害怕呀！

（她说话的时候，声音有些哆嗦，看来是真的害怕了，虽然没有了之前的内疚感，但恐惧和焦虑又来影响她了。此刻，我也担心她真的被感染了，但是我得先帮助她排除这种可能，如果真的被感染了，去医院接受治疗才是第一位的，而不是寻求心理帮助。）

志愿者：你测过体温吗？

太阳光：没有，我们家里原来有一支体温计，但是这两天要用的时候却怎么也找不到了，附近所有药店都关门啦，没有办法测体温。

志愿者：能在别人家借到体温计吗？

太阳光：肯定不能借，人家都知道我是从武汉回来的，我不能让家人去借，会引起别人的恐慌。

志愿者：还有附近可以联系的同学或朋友吗？

太阳光：有同学，但隔得比较远，现在借给我体温计肯定也不方便。

志愿者：家人知道吗？

太阳光：知道，我妈想上楼来摸一下我的额头，我坚决没让，我有点担心，我是不是被感染了？

志愿者：除了发热以外，身体还有其他不适吗？

太阳光：现在还没有，就是感到头晕晕的，我刚摸了一下，感觉有点发烫。

志愿者：自己摸自己的感觉不一定准，如果手凉的话，可能就会感觉额头上温度高一些，但不一定是发热。你昨晚休息得晚吗？

太阳光：凌晨2点多才休息的，除了忙工作以外，还看了很长时间的书，听了音乐，我这几天一直在熬夜。虽然是一个人，但生活却没有规律，我很早就起床，但一直不想吃饭，我妈已经把早饭放到门口很久了，但我还没吃呢，我感觉不到饿，老是感到莫名其妙地担心。

志愿者：你在担心什么？

太阳光：我担心……我突然关注自己的体温，可能是因为我这几天一直在做一件事情，可能这件事情影响到我了。

志愿者：什么事情？可以讲一下吗？

太阳光：嗯，前两天，我得知一位同事的爸爸被感染了，现在在重症监护室，她妈妈被隔离观察了，放假前，我们见面还聊了一会儿。大概就是在看到这个消息时我就开始注意自己的体温，然后就开始有些浑身发热的感觉。

志愿者：你同事的家人都被感染了，你担心她也会被感染，而她接触过你，所以你也担心自己会被感染？

太阳光：是的，非常担心。只是前几天，没有她的任何消息，感觉还能好一点。可是，听说她被隔离，我就开始害怕了。

志愿者：你和她当时都戴口罩了吗？

太阳光：她戴了，我没有。我被感染的概率有多大呢？应该有50%吧？

志愿者：不好说，也有可能是零，比如说，你们距离比较远，聊的时间比较短，她防护得比较好，或者她那个时候并没有被感染。

太阳光：有些我都记不清楚了，我也不敢问她，我害怕她确诊了。我这么说的时候，就开始身体发抖了，感觉很紧张，放松不下来。

志愿者：先深呼吸来放松一下吧。

太阳光：我刚才试过了，还是不能放松下来。

志愿者：好，现在你先半躺下，或者坐在沙发上，我来用音乐和语言引导你放松。先把眼睛闭上，听听这首音乐，把注意力集中在音乐上，然后按照我的语言引导来一点一点放松。

（我用电脑外音为她播放了几首潜意识乐曲，同时，用语言引导她从头到脚做肌肉放松，刚开始她放松不下来，大约5分钟后，她开始放松了，慢慢地稳定了，呼吸也变得均匀了。大约20分钟后，我唤醒了她。）

志愿者：现在感觉如何？

太阳光：放松多了，刚才晕晕的感觉也没有了，比之前轻松了许多，你播放的音乐真神奇。

志愿者：你觉得自己还发热吗？

太阳光：不知道，之前的紧张和哆嗦都没有了，感觉身体松弛了许多。老师，能不能把你刚才播放的几首乐曲发给我，以后我紧张了，也可以自己听。

志愿者：可以的，这50首乐曲是我们事先准备的，就是专门用来放松的。

太阳光：谢谢老师！知道你很忙，很抱歉打扰了你这么长时间！

志愿者：那好，你可以吃早饭了，再有什么情况需要我帮忙，可以随时联系我。

太阳光：太谢谢老师了！有你们真好！真的感谢你们！

志愿者：客气了！再见！

（2天后，她发来信息说咨询完的当天下午，她妈妈就借到了体温计，2天来，先后量了10多次体温，发现自己确实没有发热，最高温度只有37.1℃，现在心里踏实了许多。另外，她还邀请我去她们同事群里做团体心理辅导，因为，群里的许多人有类似她的问题，我同意了。又过了1周，她又发来信息说自己已经解除隔离了，没有问题，然后又表示了感谢。）

咨询小结： 这个咨询其实并不复杂，却很有代表性，最初，求助者自我隔离，心情压抑，内心焦虑，又不被人理解，缺少心理支持，想找人倾诉，此时的志愿者只要做到耐心倾听、恰当共情、坚持陪伴、给予支持就能起到很好的作用；然后，对心理问题产生的原因进行深入分析也非常关键，这是咨询的重要环节；最后，在需要的时候，可以对求助者的认知进行调整，也可以进行针对性的放松训练，必要时辅之以音乐治疗，便能很好地帮助求助者消除负面情绪，调动自身资源，稳定心理状态，恢复行动能力。

（本案例由心理志愿者张耘菲提供）

7. 究竟是什么让我如此崩溃

个人信息： 欢欢，32岁，女，宝妈（自由职业）。

求助原因： 焦虑、紧张、失眠、心跳加速，每天反复测量体温，每天洗手频率过多，感到难受。

咨询方式： 微信电话。

咨询次数： 3次。

咨询时长： 共133分钟。

第一次咨询　时长55分钟

欢欢：你好，老师，你是心理援助老师吗？

志愿者：是的，我是心理志愿者李本修。

欢欢：我碰到了一点麻烦，需要你的帮助。

志愿者：能具体说说你碰到了什么麻烦吗？

欢欢：大年初二的时候我突然觉得有点发热，量了量体温，是37.3℃，从那天开始我就特别担心，很是紧张！现在都40多天了，我几乎每天测几次体温，有时还好，有时就高了，中间我去了3次医院，抽血、拍片、检查，医生都说好着呢！

志愿者：您去了3次医院？

欢欢：是的！他们说没有病。可是我真的在发热，我也很担心！每天晚上睡不好，精神也不好。每次半夜醒来之后，满脑子想的都是体温的问题，想得我头疼。我现在跟你说话，还能保持平静，是因为我这几天一直坚持运动，我发现，每次运动回来体温都不高，在36.5℃左右，按说走路气喘吁吁的应该体温升高才对。10分钟前，我刚从外面回来，现在体温正常，所以我能相对平静地讲话。

（她在说这些话时，听起来没有丝毫的紧张与焦虑。我判断，如果运动回来后，体温能正常，这说明体温没有问题，是心理出了问题，是太容易接受暗示导致的，而不是真的出了问题，但不知道她有没有意识到这个问题。）

志愿者：每次运动回来之后，体温都是正常的，这说明什么问题呢？

欢欢：说明不是体温的问题。我有时候这样想了之后，也能平静下来，但是，有时候突然又会感到头皮一紧，额头发热，我不用量就知道体温升高了。这真的太让人崩溃了。

志愿者：你说体温升高就会让你崩溃，能详细讲一下你的崩溃有什么表现吗？

欢欢：就是头疼，睡不好，脸发热，吃不下饭，腿没劲，感觉体温升高，然后就不停地想，一会儿想自己被感染了以后，家里该怎么办？一会儿想自己也许能被治好，直到开始忙其他事情了，就会暂时放下。

志愿者：最严重的时候，会有什么样的表现？

欢欢：上周有一次，让我感到非常崩溃，当时我感觉心脏疼，特别疼，心跳加速，感觉快要不行了。就想着他们怎么办啊？

志愿者：他们是谁？

欢欢：我老公，还有孩子，现在9个月了！

志愿者：哦，那你现在的情况对你们的生活会有影响吗？

欢欢：有啊！我从初二就自己住一间屋子，一直自己隔离着，全程戴口罩。我老公不理解，跟我吵过好几回了，嫌我不带孩子。有一次还把孩子抱进屋里放在我床上，当时我吓坏了，赶紧让他把孩子抱走了。

志愿者：你担心什么？

欢欢：当然是担心传染孩子。

志愿者：传染给孩子什么？

欢欢：新冠肺炎呀？

志愿者：你确诊了吗？

欢欢：没有。

志愿者：没有确诊，何谈传染？

欢欢：我发热了呀。

志愿者：发热了就是新冠肺炎吗？

欢欢：我得以防万一呀！

志愿者：医院检查了3次都没有问题，就不会有万一了。

欢欢：按理说也是呀，可是我体温怎么还会升高呢？难道是我有其他疾病？

志愿者：你有吗？

欢欢：我做的是全面检查，应该也没有其他疾病呀。

志愿者：医生怎么说？

欢欢：医生说让我去心理科，不行就开点药吃。

志愿者：你去了吗？

欢欢：我没去，我害怕吃药。但我已经找到了一些规律，就是只要我加强锻炼，所有的症状就能减轻，并且我已经坚持一段时间了。

志愿者：你感觉效果怎么样？

欢欢：效果是有的，但不稳定，维持的时间不够长。所以，我来求助，看看你有没有什么方法能让我保持体温稳定，我就可以专心做其他事情，而不用老是紧张了。

志愿者：什么其他事情？

欢欢：是这样的，我们有个门面，想要顺利开业就得体检合格才行。我一直拖着，不让老公办手续，就是怕自己的体温不过关，还有，如果以后体温总是过高，被小区的人知道了，谁会来我的店铺买东西呢？

志愿者：哦，看来你的担心并不是多余的，而是有依据的？

欢欢：是的，我一直在担心这个事情。

志愿者：那就是说，体温如果不稳定，就一直不能开业？

欢欢：我想是这样子的，因为那样的话，我就会存在潜在的传染风险。

志愿者：你们的准备工作做得怎么样了？

欢欢：差不多了，但是受疫情影响，估计开业了，生意也不会好。

志愿者：你们没有做好开业的心理准备？

欢欢：做好了，年前都准备办理各种手续，然后开业，可是受疫情影响，一直没有办成，所以一直拖着。

志愿者：如果你们真的做好了心理准备，我估计体温就回归正常了，你说呢？

欢欢：可能是。老师，你能不能教我一些方法，帮助我在紧张的时候平静下来？

志愿者：你自己采取过什么样的方法？

（在她领悟到自己症状背后的心理动机之后，我觉得给一些建议也是可以的，这样可以方便她反复操作，帮助她稳定情绪。）

欢欢：我用过好多方法，还加过一个群，里面都是和我有相似症状的人，刚开始感觉还能好一些，但时间一长，我就发现不对劲了，里面的人就开始乱说了，我不敢看，太吓人了，严重影响到我了，于是我就退群了。本来我还找了几个朋友聊天，可是，他们都说我大惊小怪，说不到一块儿去，所以也就不想说了。刚好这个时候在朋友圈里看到你们的心理援助信息。所以就想让老师给提几条建议，或者支几招以备不时之需。

志愿者：首先，可以肯定，你是没有感染新冠病毒的，你的体温一直不能恢复正常，主要是因为你太容易受暗示了，可能需要多做一些积极的暗示。

欢欢：这个我能做到，我会每天坚持自我暗示。还有呢？

志愿者：还有，开业的事可能是无法再逃避了，现在全国都开始准备复工复产了，你们正常准备开业就行了，让自己的工作和生活充实起来、规律起来，这个很重要。

欢欢：如果我又开始紧张了，怎么办？

志愿者：你不是喜欢运动吗？可以继续坚持锻炼。

欢欢：我不可能一直去外面锻炼呀！有没有不用出去就可以运动的项目。

志愿者：那你可以原地做一些简单的肌肉放松训练。

欢欢：这个我会，我每次就是通过肌肉放松训练来降体温的。

志愿者：既然这个方法比较好用，那就继续坚持。

欢欢：老师，你说我到底需不需要去医院心理科开些药啊？

志愿者：这个我不能替你做主，你得找心理科医生商量。我的观点是，如果不吃药也可以控制住，那就先不吃药，若实在不行，该吃药还是要吃的。

欢欢：好的！谢谢老师！

志愿者：今天就到这里吧。

欢欢：好的，再次感谢老师的付出。

志愿者：不客气，再见。

第二次咨询　时长 48 分钟

欢欢：老师你好！能再找你聊会儿吗？

志愿者：可以，最近怎么样了？

欢欢：那天我们谈完之后，2 天内，我都感觉不错，体温保持正常，可是前天，我看了一则关于一家医院里传出来感染者的新闻之后，情况又不妙了，体温又升到 37.3℃，我又开始紧张了。家人建议我再去医院看看，我就去了，医生说我有焦虑障碍，让我别怕，说问题不严重，吃点药就能减轻很多，于是就给我开了药，我没有办法，就吃上了。

志愿者：吃上之后，感觉怎么样？

欢欢：现在还没有什么感觉。不过，我觉得，我还是找你聊聊比较好。因为听说这个药起效比较慢，所以我觉得在这中间找你咨询一下，更好一些。

志愿者：说得也有道理。那我们谈点什么呢？

欢欢：我想弄清楚，我体温的变化是怎么回事儿？到底是什么原因引起的？怎么老是消除不掉呢？

志愿者：嗯，我记得你说过是农历正月初二的时候突然开始发热。那天发生过什么印象深刻的事情吗？

欢欢：正月初二倒没有发生什么。只是，正月初一的晚上，在农村老家，我和我表姐、表妹聊天聊到很晚，然后我在门口透了一下风，我不确定是不是因为聊天聊得有点晚，然后出门的时候吹风受凉了，所以发热了，还是有别的什么原因？正月初二的时候我睡到中午才起来，起来后就听说要封村子了，我晚上突然觉得有点儿发热。我让老公摸了一下，他说就是有点儿热，然后就赶紧量体温，是37.4℃，当时，我就有点紧张，还给医院发热门诊打过电话，他们说像我这样的体温暂时在家里待着自我隔离观察就可以了。我现在特别后悔，要是初二早上直接去看大夫，肯定就不会严重了，初三、初四、初五我一直把自己隔离在家里，然后问题就开始严重了，我天天量很多次体温，各种担心、紧张、焦虑，根本停不下来。

（她确实配合得很认真，讲得也很仔细，看不出有什么问题，不过，我首先担心她接触过什么人？因为在年前那几天从外地回来的人特别多。）

志愿者：那几天，你有没有接触从外地回来的人？

欢欢：没有啊，回老家的路上，我都是在车上，没有接触过什么人！哦，等等，我想起来了。我回老家那天下午，就是除夕的前一天，我们村里有一个从武汉回来的人，他是我小学同学，我跟他面对面聊了半个多小时，当时也没有任何防护措施，因为当时我们这里的疫情不是很严重，其实，当时我已经隐隐地觉着不太对劲，但也没太在意。嗯，这样说起来，那我正月初二的担心可能就是因为我跟他有过接触。

志愿者：他的情况怎么样？

欢欢：他已经被隔离，并且做过核酸检测，结果呈阴性，他没有任何问题。

志愿者：他呈阴性是好事，但更重要的问题是你怎么看待这个问题？

欢欢：我觉得他排除了应该就没有问题了。

志愿者：你真是这样想的吗？

欢欢：我……我，我不能完全说服自己，我可能还有担心吧，因为每个人的免疫力不一样。

志愿者：所以你的担心其实是有自己的心理依据。

欢欢：是这样的啊。他也可能是被感染了，然后传染了我，然后他又康复了。

志愿者：这是你担心的理由和隔离自己的依据吗？

欢欢：可能是吧。好像现在没有人能理解我。我们家里有一个微信群，我一提这个事，他们就会在群里说我想太多了，说我这样子下去，就会变成孤家寡人的。我觉得家里真的没有人理解我，这也是让我感到紧张和担心的事。

志愿者：你原来以为可以得到家人的理解？

欢欢：是的，可是情况恰恰相反。我现在还需要去照顾其他人。

志愿者：你需要照顾谁？

欢欢：我老公和孩子。但是，我害怕传染他们，所以老公埋怨我不好好照顾孩子，还要他照顾我，我心想，我是替他和孩子考虑的，怕传染他们。因此，我们无法沟通，这让我心理也很矛盾，但是体温一直不能稳定下来，我真的很担心。

志愿者：你担心什么？

欢欢：担心孩子，担心老公，担心他们会感染病毒。

志愿者：可是这种可能性已经被医生排除了呀！

欢欢：我也知道，可担心一直还有，怎么办呢？

志愿者：看得出，你确实很担心，我现在也没有办法立即消除你的担心，或许，担心老公和孩子是一方面，你更担心的是自己，担心自己无法应对目前的生活，无法适应工作所要面临的问题。

欢欢：嗯，你说得有些道理！现在该做些什么呢？做什么才能让我平静下来呢？老师，能不能再给我点建议呢？

志愿者：建议你首先把对体温的关注转移到老公和孩子身上，转移到工作和生活上；其次，之前用过的办法，如果有效，就坚持用着，不要轻易停下来；最后，药物既然吃上了就不要随便停，坚持按医生的要求吃。

欢欢：好的，谢谢老师！非常感谢你无私的帮助！说实话，每次和你聊天时，我都感觉有救了，感觉很放松。最后再次感谢老师！

志愿者：不用谢，客气了！

第三次咨询 时长30分钟

欢欢：你好！老师，我还有一点小情况想和老师聊聊，可以吗？

志愿者：可以，这几天，你的状态怎么样了？

欢欢：那天我们聊完后，我也意识到我在体温的问题上过于关注了。现在只要一关注体温的事情，我就赶紧做一些其他的事情，或者出去锻炼一下，然后就感觉好了许多，体温升高的现象好久没有发生过，偶尔一次，也能很快调整过来。

志愿者：那就是有很大的进步啦！继续坚持！

欢欢：嗯，这得感谢老师！而且最近睡觉比原来好多了，就是情绪好像有些不太好，感觉很压抑，胸口很堵。老是想一些不好的事情。

志愿者：都想些什么不好的事情？

欢欢：我经常会想，我死了以后会怎么样？

志愿者：这种想法大概是一个什么频率？

欢欢：每天会想三四次。

（我在想，这种情况说明她内心还存在着很大的风险，是服药引起的副作用，还是最近又发生了什么事情呢？我必须澄清。）

志愿者：你觉得，突然产生的这种想法是什么原因引起的？

欢欢：我不知道，感觉突然就冒出来了，虽然，我也能很快排除干扰，但总是挥之不去，每次一想完这个事，我就会觉得很沮丧、很无力、很悲观。

志愿者：这几天有没有发生什么特别的事情？

欢欢：没有，我们就按照你的建议做一些开业前的准备，虽然进展很慢，但总算是行动了，然后就是吃药，已经吃了快10天了，好像已经起作用了，医生也没说药物会引起这种感受呀。

（她在说这些话的时候，并没有特别的低沉，而是觉得很平常，我觉得，她的这个症状可能与药物的副作用有关，但在可控的范围内，所以，只要能稳住，让她内心更安全一些，然后给她一些建议，应该就能起到很好的作用。）

志愿者：你自己有没有关注药物的副作用？

欢欢：看过介绍，确实有副作用，但我没太在意。

志愿者：最近出现这种想法的时候，你采取什么方法？

欢欢：我会赶紧想一些好的事情，或者看一下娱乐性的节目或者短视频。

志愿者：这种想法你和别人说过吗？

欢欢：和朋友说过，朋友说，她不懂，让我找专业人士谈；和老公说过，他让我不要想太多，多运动。

志愿者：你有没有为自己的想法而感到害怕？

欢欢：有害怕过，但也没办法。

志愿者：害怕了之后会怎么样？

欢欢：害怕了之后，就很沮丧，什么都不想干。

志愿者：你在运动的时候会有这种想法吗？

欢欢：没注意，应该是没有或很少吧。

志愿者：你平时做什么最能让你放松？

欢欢：运动，还有就是玩手机。

志愿者：还有吗？

欢欢：再就是和你聊天。

志愿者：嗯，既然这些方法有效，就暂时坚持这些好的做法吧。

欢欢：其实，我现在感觉比上一次好多了，老师能不能再教我几个方法，帮助我克服这些关于死亡的念头以及胸闷的感受，其实，我不想总麻烦你，知道你很忙，你告诉我方法，我一定会认真坚持。

志愿者：好的。首先，无论有什么样的念头或感受，你都可以通过之前的方法来应对，因为它们已经被证明是有效的；其次，如果胸闷的感觉比较明显，你还可以通过深呼吸的方法来缓解；最后，在胸闷的感觉比较轻的时候，你还可以把这种感觉画到纸上，因为画出来了，这种感觉就离开你的身体跑到纸上了。

欢欢：可是，我不会画画呀。

志愿者：没事，只要尽力、认真地去画就行了，画得好不好不重要，是不是认真地画，带着感觉画很关键。

欢欢：那我明白了。还有什么好方法吗？

志愿者：如果实在坚持不住，还可以再咨询。

欢欢：太谢谢老师了，你的这句话给了我很大的鼓励，我一定会坚持服药，坚持按你说的建议去做，希望能早日恢复到以前的样子。

志愿者：希望你能依靠自己的力量，重新振作起来。

欢欢：我们的门面也快开业了，还有许多事情要做，我一定会努力去做。

志愿者：预祝你们开业大吉，生意兴隆。

欢欢：谢谢老师！

（3天后，她发信息说自己最近几天比较平静，之前的念头也少了一些，基本在自己的控制范围之内，然后还加强了锻炼，并且一直在坚持我教给她的方法，另外，工作也越来越忙了，所以就不打算咨询了。2周后，她又发来信息说自己的门面已经开业了，生意还行，每天都很忙，也很累，之前的焦虑、紧张、恐惧等情绪没有了，心情比较平静，精神状态也不错，就是每天总想睡觉，总体感觉越来越好了。）

咨询小结：本案例中的求助者主要是因为担心感染新冠病毒而产生了焦虑、紧张、恐惧等情绪反应，进而引发了一系列反复洗手、量体温等行为症状。其实，面对这些症状，最主要的不是反复洗手和量体温，而是恐惧和焦虑，后面衍生出来的无助、沮丧、压抑、胸闷以及总想死后的事情都是前面症状的延伸。所以，解决问题的关键是提升对新冠病毒的认识、领悟焦虑和恐惧产生的根源、增强应对焦虑和恐惧的策略，让一切逐渐可控，恢复并保持正常的生产生活秩序。当然，求助者之所以出现这些问题，根本的原因还在于自己的心理素质不够好、心理健康水平不够高。但作为心理援助中的心理咨询，帮助求助者健全人格、提高心理素质很难在短时间内实现，也不够现实，主要是帮助求助者恢复到之前的水平，对剩下的问题可以提出一些建议，让求助者在生活中加以克服和解决，必要时，可以在疫情过后，就近寻找心理咨询师，以寻求系统的帮助。

（本案例由心理志愿者李本修提供）

附　录

附录一　抗击新冠肺炎疫情期间王邋团队心理援助志愿者名单

王　邋	张耘菲	米　萍	姚德清	王鲜果	李　蕾	宁慧平
张　征	杨红宇	刘白香	崔秋洁	张亚凤	胡金兰	杨　艳
张印辉	史丽娟	邵　冰	郑雄宙	陈尚谦	邵雪梅	刘亚歌
高榆静	陈　华	周凤侠	蒋强华	张艳艳	李嘉星	李银萍
李　娜	李　青	韩姝慰	方月霞	王瑞峰	任利安	周　波
释延升	王红娟	亢竟博	高冰琪	王安生	韩亲亲	罗秀能
罗卫国	张　弘	葛璐璐	曹　婷	郭建秋	罗雪莉	张　静
吴燕婷	谢　兰	高　磊	刘元元	高　燕	王运涛	杨　明
冯秀萍	何秋红	杨爱萍	华　艳	丁敏娜	王亚利	林　泉
孟昭红	刘郭娜	王书文	朱凌然	吴　黎	赵彦彦	景　丽
代红玉	朱敏杰	崔文妮	贾　佳	胡雪燕	寇红玉	梁明芹
路　艳	张海荣	戴　冉	李本修	陈　萍	刘　蓉	胡晓燕
李　华	张梦真	李夏靖	贾娇芳	蔡佩玲	王瑞峰	李志红
耿　敏	陈　娟	吴以武	高秀琴	李　琳	张　荣	董越雷
陈　华	吕红梅	张书菡	辛　艳	许敏坚	张涛乐	陈佳敏
张永国						

附录二　灾害心理危机干预常用量表

创伤后应激症状筛选表（PTSS-10）

创伤后应激症状筛选表（PTSS-10）是一份简易自填式问卷，共包含 10 道是非题，可用来筛检个案是否有创伤后应激症状（压力反应），当个案不识字或精神状态不稳定时，会谈者亦可用询问的方式来让个案回答。当个案在 10 道题目中有 5 道题以上答"是"时，就需要向相关的心理卫生机构求助了。

在灾变后，最近 1 个星期：

是　　否

☐　　☐　　1. 你有睡眠困难吗？

☐　　☐　　2. 你会感到忧郁（伤心、难过、郁闷、失望、沮丧）吗？

☐　　☐　　3. 你对于突然的声音或未预期的动作会感到惊吓吗？

☐　　☐　　4. 你变得较容易生气吗？

☐　　☐　　5. 当回到发生灾变的地方，你会不会感到害怕？

☐　　☐　　6. 你的情绪是不是经常容易波动？

☐　　☐　　7. 你会感到身体易紧张吗？

☐　　☐　　8. 你会感到不愿跟其他人谈话吗？

☐　　☐　　9. 你会出现与灾变相关的噩梦吗？

☐　　☐　　10. 你会有良心不安，对自己责难或感到愧疚吗？

总分 =

事件影响量表（修订版）（IES-R）

姓名：　　年龄：　　评定编号：　　次数：　　日期：　　评定者：

指导语： 下面列举了遭遇一些应激性事件后人们可能面临的生活不适或困难。请阅读每道题目，然后指出在过去的 7 天里这些不幸给您带来的痛苦程度。

题目	没有	轻度	中度	重度	极重
	0	1	2	3	4
1. 任何一个关于创伤性事件的提示都会引发情绪不安	0	1	2	3	4
2. 我的睡眠不好	0	1	2	3	4
3. 其他的事物让我一直在考虑这件事	0	1	2	3	4
4. 我感到急躁和愤怒	0	1	2	3	4
5. 当想起或者别人提起此事的时候，我避免让自己烦恼	0	1	2	3	4
6. 当我不愿想的时候却又想到了它	0	1	2	3	4
7. 我感觉仿佛没有发生那件事，或者那不是真实的	0	1	2	3	4
8. 我远离能使我想起它的东西	0	1	2	3	4
9. 脑中突然出现关于它的一些情景	0	1	2	3	4
10. 我紧张不安并且容易受到惊吓	0	1	2	3	4
11. 我尽力不去想它	0	1	2	3	4
12. 我明白我仍对它有一些情绪问题，但我不知如何去处理	0	1	2	3	4
13. 我已经对它麻木了	0	1	2	3	4
14. 我发现自己在重演，或好像又回到了当时一样	0	1	2	3	4
15. 我入睡有困难	0	1	2	3	4
16. 我对这件事有很强烈的情绪波动	0	1	2	3	4
17. 我尽力将此事忘记	0	1	2	3	4
18. 我很难集中注意力	0	1	2	3	4
19. 想起它的时候有生理性反应，如出汗、呼吸困难、恶心、心跳加快	0	1	2	3	4
20. 梦到过它	0	1	2	3	4
21. 感到非常警觉或者警惕	0	1	2	3	4
22. 我尽量不去谈论它	0	1	2	3	4

因子： 回避——5, 7, 8 11, 12, 13, 17, 22；
闯入——1, 2, 3, 6, 9, 14, 16, 20；
高警觉——4, 10, 15, 18, 19, 21。

评分：（1）总均分（总症状指数）= 总分 /22。它表示总体来看，被测者处于 0~4 的哪一个范围内。
（2）因子分 = 组成某一因子的各项目总分 / 组成某一因子的项目数。

说明： IES-R 以创伤后应激障碍（PTSD）的 17 项症状为主组成问卷，并按等级评分。完成时间约 15 分钟。可以筛选 PTSD 状态的程度及 3 个核心症状，在临床上应用广泛。

创伤后应激障碍自评量表（PCL-C）

姓名：　　年龄：　　评定编号：　　　次数：　　　日期：　　　评定者：

指导语： 下表中的问题和症状是人们通常对一些紧张生活经历的反应。请仔细阅读 1 个月内打扰您的程度，在右框选择打分。

症状	一点也不	有一点	中度的	相当程度	极度的
1. 由过去的一段压力性事件经历引起的反复发生令人不安的记忆、想法或形象	1	2	3	4	5
2. 由过去的一段压力性事件经历引起的反复发生令人不安的梦境	1	2	3	4	5
3. 过去的一段压力性事件的经历仿佛突然间又发生了、又感觉到了（好像您再次体验）	1	2	3	4	5
4. 当有些事情让您想起过去的一段压力性事件经历时，你会非常局促不安	1	2	3	4	5
5. 当有些事情让您想起过去的一段压力性事件经历时，有生理反应（比如心悸、呼吸困难、出汗）	1	2	3	4	5
6. 避免想起或谈论过去的那段压力性事件经历或避免产生与之相关的感觉	1	2	3	4	5
7. 避免那些能使您想起那段压力性事件经历的活动和局面	1	2	3	4	5
8. 记不起压力性经历的重要内容	1	2	3	4	5
9. 对您过去喜欢的活动失去兴趣	1	2	3	4	5
10. 感觉与其他人疏远或脱离	1	2	3	4	5
11. 感觉到感情麻木或不能对与您亲近的人有爱的感觉	1	2	3	4	5
12. 感觉好像您的将来由于某种原因将被突然中断	1	2	3	4	5
13. 入睡困难或易醒	1	2	3	4	5
14. 易怒或怒气爆发	1	2	3	4	5
15. 注意力很难集中	1	2	3	4	5
16. 处于过度机警或警戒状态	1	2	3	4	5
17. 感觉神经质或易受惊	1	2	3	4	5

总分 =

评估： 参考值范围为 38 ～ 47。

　　　　17~37 分，说明无明显创伤后应激障碍症状。

　　　　38~49 分，说明有一定程度的创伤后应激障碍症状。

　　　　50~85 分，说明有较明显创伤后应激障碍症状，可能被诊断为创伤后应激障碍。

说明： 创伤后应激障碍自评量表（PTSD Checklist – Civilian Version, PCL）由 PTSD 的 17 项核心症状组成，可以有效地评估 PTSD 的症状与程度。

抑郁自评量表（SDS）

SDS 采用 4 级记分。标准为：没有或很少时间为 1 分，小部分时间为 2 分，相当多时间为 3 分，绝大部分或全部时间为 4 分。

指导语： 下面有 20 条文字，请仔细阅读每一条，把意思弄明白，每条文字后有 4 级评分，表示：没有或偶尔，有时这样，经常，总是如此。然后根据您**最近 1 星期**的实际情况，在分数栏中适当的分数下划"√"。

项目	没有或偶尔	有时这样	经常这样	总是如此
1. 我觉得闷闷不乐，情绪低沉	1	2	3	4
★2. 我觉得一天之中早晨最好	4	3	2	1
3. 我一阵阵哭出来或想哭	1	2	3	4
4. 我晚上睡眠不好	1	2	3	4
5. 我吃得跟平常一样多	4	3	2	1
★6. 我与异性密切接触时和以往一样感到愉快	4	3	2	1
7. 我发觉我的体重在下降	1	2	3	4
8. 我有便秘的苦恼	1	2	3	4
9. 我心跳比平时快	1	2	3	4
10. 我无缘无故地感到疲乏	1	2	3	4
★11. 我的头脑跟平常一样清楚	4	3	2	1
★12. 我觉得经常做的事情并没有困难	4	3	2	1
13. 我觉得不安而平静不下来	1	2	3	4
★14. 我对将来抱有希望	4	3	2	1
15. 我比平常容易生气激动	1	2	3	4
★16. 我觉得做出决定是容易的	4	3	2	1
★17. 我觉得自己是个有用的人，有人需要我	4	3	2	1
★18. 我的生活过得很有意思	4	3	2	1
19. 我认为如果我死了别人会生活得更好些	1	2	3	4
★20. 平常感兴趣的事我仍然感兴趣	4	3	2	1

总分：   **标准分：**

把 20 个项目中的分数相加，即得到了粗分。用粗分乘以 1.25 后取整数部分，就得到了标准分。

结果给出的是标准分，分数越高，表示这方面的症状越严重。一般来说，抑郁总分低于 50 分者为正常，50~60 分者为轻度抑郁，61~70 分者是中度抑郁，70 分以上者是重度抑郁。阴性项目数表示被试者在多少个项目上没有反应，阳性项目数表示被试者在多少个项目上有反应。

需要说明：SDS 的 20 个项目中，第 2、5、6、11、12、14、16、17、18、20 共 10 项的计分，必须反向计算，反向计算即按与其相反的频度计分。

SDS 使用简单，无须专门的训练即可指导自评者进行，而且它的分析相当方便，能有效地反映抑郁状态的有关症状及其严重程度和变化，特别适用于综合医院筛选抑郁状态。SDS 的评分不受年龄、性别、经济状况等因素影响，现已广泛应用。

焦虑自评量表 (SAS)

SAS 采用 4 级评分，主要评定项目所定义的症状出现的频度，其标准为："1"表示没有或很少时间，"2"表示小部分时间，"3"表示相当多的时间，"4"表示绝大部分或全部时间。（其中的"1""2""3""4"均指计分分数）

指导语： 下面有20条文字（括号中为症状名称），请仔细阅读每一条，把意思弄明白，每一条文字后有4级评分，表示：没有或偶尔，有时这样，经常这样，总是如此。然后根据您**最近1星期**的实际情况，在分数栏中适当的分数下划"√"。

项目	没有或偶尔	有时这样	经常这样	总是如此
1. 我觉得比平时容易紧张和着急	1	2	3	4
2. 我无缘无故地感到害怕	1	2	3	4
3. 我容易心里烦乱或觉得惊恐	1	2	3	4
4. 我觉得我可能将要发疯	1	2	3	4
★5. 我觉得一切都很好，也不会发生什么不幸	4	3	2	1
6. 我手脚发抖打战	1	2	3	4
7. 我因为头痛、颈痛和背痛而苦恼	1	2	3	4
8. 我感觉容易衰弱和疲乏	1	2	3	4
★9. 我觉得心平气和，并且想安静地坐着	4	3	2	1
10. 我觉得心跳加快	1	2	3	4
11. 我因为一阵阵头晕而苦恼	1	2	3	4
12. 我有晕倒发作，或觉得要晕倒似的	1	2	3	4
13. 我呼气吸气都感到很容易	4	3	2	1
14. 我手脚麻木或刺痛	1	2	3	4
15. 我因胃痛和消化不良而苦恼	1	2	3	4
16. 我常常想要小便	1	2	3	4
★17. 我的手常常是干燥温暖的	4	3	2	1
18. 我脸红发热	1	2	3	4
★19. 我容易入睡并且一夜睡得很好	4	3	2	1
20. 我做噩梦	1	2	3	4

总分：   **标准分：**

把20个项目中的各项分数相加，即得到了粗分。用粗分乘以1.25后取整数部分，就得到了标准分。

结果给出的是标准分，分数越高，表示这方面的症状越严重。一般来说，焦虑总分低于50分者为正常，50~60分者为轻度焦虑，61~70分者是中度焦虑，70分以上者是重度焦虑。阴性项目数表示被试者在多少个项目上没有反应，阳性项目数表示被试者在多少个项目上有反应。

需要说明：SAS的20个项目中，第5、9、13、17、19共5项的计分，必须反向计算，反向计算即按与其相反的频度计分。

SAS使用简单，无须专门的训练即可指导自评者进行，而且它的分析相当方便，能有效地反映焦虑状态的有关症状及其严重程度和变化，特别适用于综合医院筛选焦虑状态。SAS的评分不受年龄、性别、经济状况等因素影响，现已广泛应用。

参考文献

[1]叶奕乾，何存道，梁宁建.普通心理学[M].上海：华东师范大学出版社，1997.

[2]苗丹民，王家同.临床心理学[M].西安：第四军医大学出版社，2004.

[3]姜乾金.医学心理学[M].北京：人民卫生出版社，2004.

[4]Shapiro F.Eye Movement Desensitization and Reprocessing Basic Principles,Protocols,and Procedures[M].New York:Guilford Press,

[5]What is EMDR.http://www.emdr.com/what-is-emdr/.2008-06-19.

[6]徐钧.心理咨询师的部落传说[M].北京：中国致公出版社，2018.

[7]乐国安.咨询心理[M].天津：南开大学出版社，2002.

[8]中国心理卫生协会，中国就业培训技术指导中心.国家职业资格增训教程之心理咨询师三级[M].北京：民族出版社，2005.

[9]季建林，赵静波.自杀预防与危机干预[M].上海：华东师范大学出版社，2007.

[10]赵映霞.心理危机与危机干预理论概述[J].安徽文学，2008（03）：382-383.

[11]申荷永.荣格与分析心理学[M].广州：广东高等教育出版社，2007.

[12]魏广东.心灵深处的秘密——荣格分析心理学[M].北京：北京师范大学出版社，2013.

[13]胡文婷.抗击新型冠状病毒大众自我心理评估及实用心理防护手册[M].哈尔滨：北方文艺出版社，2020.

[14]林崇德.心理学大词典：上卷[M].上海：上海教育出版社，2003.

[15]荣格.荣格全集[M].普林斯顿：普林斯顿大学出版社，1977.

[16]彼得·J.柏林，兰迪·E.麦凯比，马丁·M.安东尼.团体认知行为治疗[M].北京：世界图书出版公司，2011.

[17]樊富珉.团体心理咨询[M].北京：高等教育出版社，2005.

[18]Irvin D Yalom, Molyn Leszcz.团体心理治疗：理论与实践[M].李敏，李鸣，译.北京：中国轻工业出版社，2010.

[19]史卉，樊富珉.一个成长性团体的治疗性因素[J].中国临床心理学杂志，2007，15(1)：108-110.

[20]王丽萍，曲海英.团体咨询在大学生心理健康方面的应用及其治疗性因素探究[J].社会心理科学，2008(6)：83-86.

[21]左占伟，冯超.团体心理辅导、团体心理咨询、团体心理训练概念的区分[J].石家庄学院学报，2003，5(2)：69-71.

[22]邓明昱.灾害危机干预与心理急救手册[M].香港：国际中华科学技术出版社，2010.

[23]刘勇.团体咨询治疗与团体训练[M].广州：广东高等教育出版社，2003.

后记　初心不改　助人不止

　　本书的写作虽然缘起新冠肺炎疫情，但不仅限于新冠肺炎疫情。可以说，新冠肺炎疫情只是一个触发点，它激发了我们研究网络心理援助这一个空白领域的动力和热情。在突发重大公共卫生事件背景下，探索网络心理援助组织实施的特点、方法和规律，研究适用于网络心理援助的技术、疗法和理论，对于拓展心理服务的途径，提高心理援助的效率，增强民众应对突发事件的能力，充分挖掘和发挥公益组织进行网络心理援助的社会功能具有重要的借鉴意义，对推动和完善我国网络心理服务体系和制度具有一定的参考价值。

　　在这方面，本书所做的努力还远远不够，网络心理援助是一个新生事物，尚有许多地方不成熟、不正规、不健全，需要一代又一代的专家、学者、志愿者不断探索，持续努力，发展完善，我们这一次的做法只是抛砖引玉式的有益尝试，相信在大家的共同努力下，未来的网络心理援助将会有更加完善的制度体系、更加先进的援助设备、更加有针对性的心理技术和更加明确实用的长效机制。

　　最后，我想特别强调一下，网络心理援助的主体是心理志愿者，心理志愿者是一群有热情、有爱心、有专业技术的公益人士，他们平时也有自己的生活和工作，都是挤时间来做公益，目的只有一个，为我们的求助者、为我们的社会贡献心理专业人士的一分爱心，为我们的祖国繁荣稳定贡献一丝绵薄之力！无论网络心理援助发展到什么程度，呈现出什么样的面貌，我们心理志愿者永远不会原地停歇，我们一定会以 2020 年疫情中的网络心理援助行动为契机，大胆探索、勇于实践、初心不改、助人不止，把心理志愿者的爱心和使命书写在祖国的网络世界里，为国家和人民交上一份满意的心理答卷！

王邈

2020 年 6 月 1 日于咸阳